给心理治疗师的礼物

——给新一代治疗师及其病人的公开信

THE GIFT OF THERAPY

AN OPEN LETTER TO A NEW GENERATION OF
THERAPISTS AND THEIR PATIENTS

〔美〕欧文·D. 亚隆（Irvin D. Yalom） 著

张怡玲 译　甘怡群 审校

中国轻工业出版社

图书在版编目（CIP）数据

给心理治疗师的礼物：给新一代治疗师及其病人的公开信／（美）亚隆（Yalom, I. D.）著；张怡玲译. —北京：中国轻工业出版社，2015.3（2024.8重印）

书名原文：The gift of therapy: an open letter to a new generation of therapists and their patients

ISBN 978-7-5184-0224-3

Ⅰ.①给… Ⅱ.①亚… ②张… Ⅲ.①精神疗法 Ⅳ.①R749.055

中国版本图书馆CIP数据核字（2014）第300340号

责任编辑：孙蔚雯　　　责任终审：杜文勇
策划编辑：孙蔚雯　　　责任校对：刘志颖　　　责任监印：吴维斌

出版发行：中国轻工业出版社（北京鲁谷东街5号，邮编：100040）
印　　刷：三河市鑫金马印装有限公司
经　　销：各地新华书店
版　　次：2024年8月第1版第17次印刷
开　　本：880×1230　1/32　印张：12.25
字　　数：140千字
书　　号：ISBN 978-7-5184-0224-3　　定价：58.00元
读者热线：010-65181109
发行电话：010-85119832　　010-85119912
网　　址：http://www.chlip.com.cn　http://www.wqedu.com
电子信箱：1012305542@qq.com
版权所有　侵权必究
如发现图书残缺请拨打读者热线联系调换
241128Y2C117ZYW

正如亚隆所言，他"不断地回忆过去那些光辉的名字"，并在《给心理治疗师的礼物》中深情地细诉了曾给他启迪的前辈们。而我们的幸运是大师就在我们身边——亚隆以清晰明白的语言与我们分享了他在心理治疗实践中的观察和思考，这是孕育了半个世纪之久的生命和智慧的结晶。在心理治疗师的成长之路上，这可能是唯一一本让我们愿意反复研读的书——愿大师文字的光芒透过纸背照亮你的心，愿大师光辉的名字伴随你走近你内在的老师。

——美中心理治疗研究院　童慧琦

这本被称为礼物的书，其实是一坛美酒。酿酒的原材料来自人类有史以来积累的全部关于自身心灵的经验，无数巫婆神汉、教宗宗师，还有梅斯维尔、弗洛伊德、罗杰斯等人，都参与了酿造过程，最后由欧文·亚隆滴墨成章，化为可以让人沉醉的字字句句。饮此醇醪，实可以度己度人也。

——著名精神分析师　曾奇峰

欧文·亚隆在心理治疗界是大家耳熟能详的名字，他是个有着写作癖好的治疗师，他的写作形式接近科普，众口皆调，写作内容却有着哲学的高度。他写著名的哲学家尼采、诗人里尔克，也写那些饱受疾病困扰的普通人！

欧文博览群书。他经常引用影响了他的那些人的话语，从精神分析家卡伦·霍妮到诗人黑塞，再到哲学家叔本华，他似乎是信手拈来，但又丝丝入扣，好像把大家领入一座巨大的心理治疗图书馆、博物馆，可以见到、听到、闻到和感受到言语之外的精妙！

——著名精神分析师　施琪嘉

出版者的话

    作为当代著名的心理治疗师之一，欧文·亚隆医生以其敏锐的觉察、深邃的思考、精当的论述，以及乐于传道的风范为许多读者所仰慕。他的著作内容独到，行文却平易近人，不仅在业内受到广泛欢迎，同时，未经心理学专业训练的普通读者也能从中获益良多。

    "万千心理"长期致力于传播专业的心理学知识，提供高质量的心理学读物。今特将亚隆医生在我社出版的心理治疗经典图书重新整理，进行了订正、补充和润色，以提升阅读感受。希望能够借此机会，让更多读者认识和欣赏亚隆医生的心理治疗思想。

万千心理

2015年1月

新版推荐序

　　很高兴欧文·亚隆（Irvin Yalom）教授的经典之作《给心理治疗师的礼物》新版由中国轻工业出版社"万千心理"在中国出版。本书的旧版在国内受到众多读者的欢迎。说它是经典之作，并非夸大其辞。这本书在形式上非常独特，我在旧版的推荐序中有所提及。它采用建议的形式，阐述简易明了，并融合了大量的临床案例和对话，涵盖了很多心理治疗的重要问题。对于非专业人士来说，这本书通俗易懂并且让人感到很有趣味，让人了解在人际关系理论指导下的心理治疗是怎么回事。对于心理治疗的专业人士来说，这本书非常实用，尤其因为它不仅仅阐释了为什么，还给出了在治疗中如何去做的具体建议。譬如关于梦的使用，亚隆教授除了简要解释为什么梦很重要之外，还花了很大的篇幅谈到什么时候向病人谈论梦的重要性；如何鼓励病人记录梦；对梦进行探索时的基本步骤；在决定如何使用梦的时候，治疗师的一些考量。当然，亚隆教授并不鼓励治疗师照搬他的做法，而是鼓励治疗师寻找适合自己的技术和风格。但是他对自己采用的技术以及治疗中种种考量的描述，极大地促进了治疗师向自己提出相关的问题，并对自己的风格和技术进行探索。对于新兴的中国心理治疗界，以及想要更多了解心理治疗的中国大众来说，这本通俗易懂且有趣的小书是独一无二的选择。

本书旧版的译者张怡玲是我在北京大学心理学系的学生。她赴美留学多年，在美国获得了临床心理学的博士学位，即将获得美国临床心理学家的执业资格。她对亚隆教授的作品及其治疗思想的学术社会背景都非常熟悉，因此由她来修订并且翻译新版的增补部分，是再合适不过了。

甘怡群

2013年1月

新版译者序

　　作为《给心理治疗师的礼物》的译者，同时也作为一位临床心理学家，我多次阅读这本书，最大的感受并不是这本书信息量的丰富和内容的实用性及通俗易懂，而是亚隆教授文字中所表现出的真诚和坦然。亚隆教授在书中若干次地提到，"作为治疗师，我们和病人同样经历生命的美好和残酷，我们是'旅途的伙伴'。"记得第一次读到这个概念的时候，它对我的触动非常大。我想，这种态度的难能可贵之处在于，病人希望把治疗师看作全能的，超越了生命的残酷真相，而很多时候，治疗师也希望把自己看作拯救者。这样的一种互动，让两者无法以真诚的态度面对自己和他人，这不仅不利于病人和治疗本身，同时对治疗师自己的生命也会产生消极的影响。正如亚隆教授所描绘的，如果治疗师感受到了自己在治疗中的强大，对比生活中的普通人，他自然会倾向于投入更多的时间和精力感受自己的强大。读此书时，可以感到亚隆教授面对读者和自己时的坦然，将他多年积累的经验娓娓道来，不需要使用大量专业术语，不需要树立权威。而亚隆教授根据多年的经验和思考，用真诚平实的语言，辅以大量的临床实例，造就了一部区别于其他治疗书籍的经典。

这次《给心理治疗师的礼物》出新版，主要原因是在英文新版中，虽然亚隆教授对原有的章节没有改动，却增加了一些新内容，包括对一些原有章节的增补以及对亚隆教授的访谈。这些新增的内容被翻译成中文，并包含在中文新版内。

同时，在翻译旧版时，由于时间仓促，有些地方难免文笔生涩，不够流畅，这次重读不免十分惭愧。因此，利用工作之外的时间，我也修改了旧版的所有文本，希望能够有所改善。相信这本书能够给心理治疗的从业者以及对心理治疗感兴趣的读者带来启发和阅读的乐趣。

张怡玲
2013年1月

旧版推荐序

欧文·雅洛姆 * (Irvin Yalom) 教授是斯坦福大学医学院精神病学系的终身教授，是当前美国心理治疗领域的大师级人物。他具有几十年的心理治疗经验，在存在主义治疗和团体治疗方面有着突出的贡献。除了教学和临床实践外，欧文·雅洛姆教授还是一位多产的作家，其作品风格多样，从理论书籍到治疗故事，再到小说，从不同的角度阐释他对心理治疗和生活的理解。

这本《给心理治疗师的礼物》是欧文·雅洛姆教授的最新著作，是他写给新一代治疗师的信。他从自己几十年的临床笔记中选取了85则建议，汇集了他在临床工作中发现的有用的观点和技术，他希望能够把自己的经验传递给下一代治疗师。本书不同

---

* 在《给心理治疗师的礼物》旧版中，作者Irvin Yalom被译为欧文·雅洛姆。但在新版中，根据我国近几年来约定俗成的译法，作者的译名现统一翻译成欧文·亚隆。——译者注

于关于治疗理论的书籍，它直接来源于临床实践，包含了十分广泛又极其实用的话题，从什么是心理治疗，到共情、自我暴露，还有对于治疗师的责任和特权的描述，几乎涵盖了除具体治疗理论之外所有与治疗相关的内容。本书来源于作者多年的临床经验，书中提出的许多问题在正规的教科书里很少能读到，但确实是在治疗情境中真实存在的问题，例如在不同的病人之间留给治疗师自己一些时间；也有许多观点是前人所未发表过的，例如对什么是心理治疗的阐释；本书还提供了大量临床实践中的有用技术，例如如何使用此时此地，如何分析梦，等等。此外，作者从几十年的临床笔记中选择了大量真实的片段，把治疗过程的各个方面展示给读者看，而不是抽象地谈论理论。对于发展中的中国心理治疗事业来说，这本书的出版可谓恰逢其时。

正如作者本人所说，"不要把我个人化的干预看作一种程序性的处方；它们只是从我个人的角度出发，代表了我向内寻求自己风格和话语的努力。"也就是说，这本书并不是一本技术手册，主要提供的是在欧文·雅洛姆教授的存在主义个体治疗和人际关系团体治疗的理论背景下，在西方的文化背景下，带有欧文·雅洛姆强烈个人风格的观点和方法。如果读者能够从自己的个性风格出发阅读并加以融合或者改变，就是对欧文·雅洛姆教授的著作的最佳致意。

甘怡群

2004 年 7 月

旧版译者序

作为一名临床心理学专业的人士，能够翻译欧文·雅洛姆教授的著作——《给心理治疗师的礼物》，实在是我的荣幸。欧文·雅洛姆教授是美国斯坦福大学精神病学系的教授，他既在存在主义理论的框架下从事个体治疗，又在人际关系理论的框架下从事团体治疗，是这两个领域杰出的治疗师。经过几十年的临床实践，他觉得有必要将自己的治疗感悟和心得汇集成书，赠予并影响新一代的治疗师，这就是由85则建议构成的《给心理治疗师的礼物》。

虽然这本书并没有明确的结构，而是采用了更为松散和更为自由的建议的形式，但是大概来看分为如下几个部分：

第一部分（1—40）：阐述治疗师–病人关系的性质，尤其是重视此时此地，治疗师对自己的使用以及治疗师的自我暴露。

第二部分（41—51）：从过程转向内容，讨论探索死亡、生命的意义和自由（包括责任和做决定）的方法。

第三部分（52—76）：介绍在日常治疗过程中出现的不同问题。

第四部分（77—83）：讨论在治疗中梦的使用。

第五部分（84—85）：讨论做治疗师的危险和特权。

这本书的翻译过程是困难和快乐并存的。雅洛姆教授没有把自己的经验写成抽象的理论，而是结合了大量的临床现象，对每一个问题进行阐述。读起来虽觉贴近生活，但因其用词非正式和口语化，还包含很多有典故的话语，给翻译带来了很多困难。好在整个翻译过程中有着众多师友的帮助，又有着互联网的丰富资源，使得我在众人智慧的基础上可以尽己所能地将本书的原貌奉献给读者。我在翻译时尽量遵循"信、达"的指导原则，把作者的原意按照中文的习惯表达出来，至于"雅"，只能勉力为之。译文虽已脱稿，但回头来看，仍有许多不足之处，也必然有疏漏和错误的地方，还请读者多多指正。不过整个翻译的过程也是快乐的，翻译使得我能够静下心来仔细品味雅洛姆教授对治疗的众多观点和心得，再结合我自身的临床实践，获益不小。

　　最后要感谢很多帮助我完成整个翻译的老师和朋友：感谢北京大学心理学系的甘怡群副教授；临床心理学博士研究生易春丽、刘兴华、黄峥；临床心理学硕士研究生章晓云，没有他们的支持，也就没有本书的中文版。

张怡玲

2004 年 7 月

目　　录

导　言

　　房间里很黑。我到你的办公室，但是怎么也找不到你。你的办公室是空的。我走了进去，只找到了你的巴哈马帽，里面结满了蛛网。

　　病人的梦发生了变化。我的帽子里结满了蛛网。我的办公室很黑而且已被废弃。在哪里都找不到我。

　　我的病人为我的健康担心：我是否还能为他们提供长期治疗？当我去度假的时候，他们担心我再也回不来了。他们甚至想象参加我的葬礼或者拜访我的坟墓。

　　我的病人总是提醒我：我开始变老了。他们理应如此：我不也一直在让他们袒露所有的感受、想法还有梦吗？新病人也在提醒我（的衰老），他们见到我的时候总会问："你还接新病人吗？"

否认死亡的一种主要方式是相信个体的独特性，相信我们自己不会受到生理必然性的影响，相信生活对待我们不会像对待其他人一样残酷。记得许多年前，当我因为视力下降去拜访一位验光师的时候，他询问了我的年龄然后说："48岁？嗯，你也该到这个时候了！"

当然，在理智上，我知道他完全正确。但内心深处却响起一个声音："什么时候？谁到时候了？你和其他人都可能到时候了，可绝对不是我！"

意识到已经无可避免地进入生命后期，我感到畏缩。我的目标、兴趣和野心都在以一种可以预期的方式发生变化。埃里克森（Erik Erikson）在对生命周期的研究中，把生命后期形容为普遍关注。这是一个后自恋阶段，注意力从自我的扩张转向对下一代的关怀。现在，我已经70岁了，已能理解埃里克森的清晰洞察。普遍关注的概念对我来说非常贴切。我想要把我的所学尽快传授给后代。

但是，为下一代心理治疗师提供指导和激励在当今时代却大有问题，因为我们的领域处于深刻的危机中。由经济利益驱动的医疗保健系统要求对心理治疗进行激烈的变革，心理治疗不得不被流水线化，也就是说，首要的是价格便宜，而价格便宜之后必然是短程、肤浅、不真实。

我担心下一代心理治疗师会如何接受培训。心理治疗师培训不在精神科住院医师的培训项目中。精神病学正处在放弃心理治疗的边缘上。年轻的精神病学家必须精通精神药理学，因为治疗费用的第三方支付者只给低费用（换句话说是得到最少培训）的治疗师付费。似乎可以肯定地说，在当今一代的精神科医生中，既熟悉动力学心理治疗又精通药物治疗的医生已经成了濒危品种。

那么临床心理学培训项目又如何呢？是否能够填补这个空白呢？很不幸，临床心理学家面临同样的市场压力。大多数可授予博士学位的心理学培训项目的对策是教授以消除症状、短程为特点的治疗方法，只有这种治疗的费用才是可以被偿付的（就是被第三方支付者报销，例如保险公司）。

所以，我很担心心理治疗可能会在经济压力下变形，被浓缩的培训项目搞得贫乏起来。但是，我也相信，在未来，来自不同学科（心理学、心理咨询和社会工作等）的治疗师会继续接受严格的培训，即使在健康维护组织（Health Maintenance Organization，HMO）对治疗领域的压迫下，治疗师也能够发现病人在多方面成长和改变的愿望，并愿意坚持一种开放的治疗方式。正是为了这些治疗师和病人，我写了这本书。

在这本书里，我建议学生不要搞宗派主义，而是要遵从治疗多元化的原则，因为有效的治疗是从几种不同的治疗取向中提炼出来的。我个人主要在人际的和存在主义的理论框架下进行工作。因此，后面所提出的建议都是来自这两个取向中的某一个。

刚进入精神病学领域的时候，我同时对团体治疗和存在主义治疗感兴趣。这是两个平行的、彼此独立的兴趣领域：我不会去做"存在主义团体治疗"，实际上，我根本不知道那是什么。这两种治疗模式不仅仅在形式上不同（一个是由6～9人组成的团体治疗，一个是一对一的存在主义个体治疗），而且在基本的理论框架上也有很大差异。在团体治疗中，我在人际的理论框架下看待病人，我的治疗假设是：病人之所以陷入绝望，是因为他们不能发展和维持令人满意的人际关系。

但是，当我在存在主义的理论框架下工作的时候，我的假设是：病人之所以陷入绝望，是因为要直面人类生存的残酷现实，即存在的既存事实。因为这本书里谈到的许多东西来自存在主义的理论框架，而许多读者对此又不大了解，所以下面先给出一个简要的介绍。

存在主义心理治疗的定义：存在主义心理治疗是动力学的治疗取向，关注植根于存在本身的焦虑。

让我先澄清一下"动力学的治疗取向"是什么意思。对于动力学，既有外行的定义，也有技术性的定义。动力学（dynamic，来自希腊语的词根 dunasthi，意思是有力量）的非专业含义指的是力量或者活力。很明显，这个含义在这里并不适用。如果把这个含义应用在心理治疗中，那么一个治疗师宣称自己不是一个动力学的治疗师，是不是指自己是一个不活泼的或者缺少力量的治疗师？

当然不是，我在技术的层面上使用"动力学"这个词，它包含了力量的意思，但来源于弗洛伊德的心理功能模型，即认为个体内心冲突的力量产生了个体的思想、情绪和行为。而且，最为关键的一点是，这些冲突的力量存在于不同的意识层面，实际上有一些是根本无意识的。

所以，存在主义心理治疗是一种动力学的治疗，就像精神分析治疗一样，认为无意识的力量影响着有意识的功能。但是，当我们问到下一个问题"这种内部冲突的力量是什么性质"的时候，存在主义治疗就与精神分析理论分道扬镳了。

存在主义治疗取向认为，内部的冲突不仅来自我们被压抑的本能冲动、被内化的重要他人，或者被遗忘的创伤记忆的"碎片"，而且还来自我们与存在的既存事实的直接面对。

这些存在的既存事实是什么呢？如果我们允许自己不考虑日常生活的担忧，只是对我们在这个世界的处境进行反思，我们毫无疑问会达到存在的最深结构［用神学家保罗·蒂利希（Paul Tillich）的话说，是"终极关怀"］。在我看来，有四种终极关怀在心理治疗中是极其明显的：死亡、孤独、生命的意义和自由（每一种终极关怀将在特定的章节内进行定义和讨论）。

学生们经常会问，为什么我不提倡创建存在主义治疗的培训项目。这是因为我从来不认为存在主义治疗是一个理论学派。与其试图创建存在主义治疗的课程计划，我更倾向于以此作为对所有经过良好培训的动力学治疗师的补充教育，增强其对存在主义问题的敏感度。

过程和内容　存在主义治疗在实践中到底是什么样子的？为了回答这个问题，我们必须同时关注治疗谈话的两个主要方面："过程"和"内容"。"内容"就是其字面上的意思，指的是所说的话、所谈论的具体问题。"过程"指的是一种完全不同而又十分重要的层面，即治疗师和病人之间的人际关系。当我们询问人际互动中的"过程"时，我们指的是言语（和非言语行为）告诉我们关于互动双方之间关系的性质是什么。

如果观察我的治疗，你可能不会找到冗长的、具体的对死亡、自由、意义或者孤独的讨论。这些存在主义的内容只对一些（但不是所有的）病人、在一些（但不是所有的）治疗阶段是突出问题。实际上，作为有效的治疗师，永远不要试图强行讨论这些问题：心理治疗不应该是理论驱动的，而应该是关系驱动的。

但是，如果观察同样的治疗，考察来源于存在主义导向的一些特征性过程，你就会发现一个完全不同的故事。对于存在主义问题的高敏感性深刻影响了治疗师和病人之间的关系，并由此影响了每一次治疗。

关于这本书所采用的形式，我自己也十分惊讶。我从来没有预期过写一本包含对治疗师的一系列建议的书。现在回首，我知道这种想法来源于什么时候。两年前，当我在帕萨迪纳（美国的一个城市）参观日本园林的时候，我注意到亨庭顿图书馆在展览英国文艺复兴时代的畅销书，于是信步走了进去。展览的10本书中有3本是传授技巧的。这3本书的主题分别是家禽饲养、缝纫和园艺。让我很吃惊的是，在几百年前印刷术刚被引进不久之时，传授技巧的书就能够吸引大众的注意。

许多年前，我有一个病人是一位作家，她连续写了两部小说之后决心再也不写第三部了，除非有第三部小说自然出现，且对她"紧咬不放"。当时听了她的话，我不由得笑了，却不是十分理解她的意思。直到我在亨庭顿图书馆，当写一本传授技巧的书这个念头"紧咬住我不放"之后，我才真正理解了她。就在当时，我决心暂缓其他所有写作项目，开始搜寻我的临床笔记和日志，准备给新生代的治疗师写一封公开信。

里尔克（Rilke）的思想自始至终影响着这本书的写作。在参观亨庭顿图书馆之前，我刚重读了里尔克的《给一个青年诗人的信》（*Letters to a Young Poet*），我想有意识地把自己提升到里尔克对于真诚、容纳与自我克制的精神标准上。

这本书中提出的建议来自我45年来的临床笔记，汇集了我在自己工作中发现的有用的观点和技术。这些观点是非常个人化的、主观的。其中一些观点，读者可能从来没有在其他地方读到过。因此，这本书决不是一本手册式的读物。我希望它能成为一个完整的培训项目的补充读物。在这本书里，我随机选择了85个建议，这种选择倒不是出自任何系统化的考虑，而是受到我对写这样一本书的热情的引导。开始的时候，我列出了200多条建议，最后删除了那些我觉得自己写作热情不高的建议。

另一个因素影响了我对建议的选择。我近期的一些小说和故事包含了许多我在自己的工作中感到有用的治疗手法，但是因为我的小说带有幽默滑稽的调子，许多读者并不清楚我对自己描写的治疗手法是否真正看重。写作《给心理治疗师的礼物》给我提供了一个直接记录我所严肃对待的治疗方法的机会。

这本书收集了我喜欢的干预方法和具体的谈话，这种记录对于操作技术来说嫌长，而又不足以称之为理论。如果读者想要追求更深层的理论背景，也许读我写的《存在主义心理治疗》（*Existential Psychotherapy*）和《团体心理治疗——理论与实践》（*The Theory and Practice of Group Psychotherapy*）会有所帮助。

我接受的是医学和精神病学的训练，因此很习惯于病人这个词（来自拉丁语 patients，指的是遭受痛苦或者忍受痛苦的人）。不过，在本书中使用的病人一词是来访者（client）的同义词。来访者是在心理学和心理咨询传统下的常用称呼。对于一些人来说，病人这个词投射出了一种冷漠、不关心、不感兴趣、权威主义的治疗师形象，但是在本书中，我试图鼓励的是一种建立在彼此投入、开放和平等基础上的治疗关系。

包括我自己的书在内的许多书包含的论点有限，这些论点用一定的补白彼此联结。因为我选择了很多建议、很多独立的观点，并且去除了大量的补白和过渡，所以整个文本有一种结构松散、不连贯的感觉。

虽然我选择这些建议没有遵照什么系统，并且也希望读者能够以一种非系统的方式来选择这些建议，但是在写完之后，我试图把这些建议以更为易读的方式进行归类。

第一部分（1—40）：阐述治疗师－病人关系的性质，尤其是重视"此时此地"，治疗师对"自我"的使用以及治疗师的自我暴露。

第二部分（41—51）：从过程转向内容，讨论探索死亡、生命的意义和自由（包括责任和做决定）的方法。

第三部分（52—76）：介绍在日常治疗过程中出现的不同问题。

第四部分（77—83）：讨论在治疗中梦的使用。

第五部分（84—85）：讨论做治疗师的危险和特权。

这本书包含了许多我喜欢的措词和干预，但同时我也鼓励读者的自发性和创造性。不要把我个人化的干预看作一种程序性的处方；它们只是从我个人的角度出发，代表了我向内寻求自己风格和话语的努力。许多学生也许会发现其他理论取向和技术风格可能更适合他们。本书中的建议来自我与高功能的或者是相对高功能的病人（而不是那些精神病性的或者是严重丧失了心理和社会功能的病人）的临床工作。通常我们每周见一次（或者两次，但是这样的情况比较少），连续见几个月或者两三年。我为这些病人的治疗设定的目标十分有挑战性：除了症状的移除和痛苦的减轻，我也在尽力促进其个人成长和基本人格改变。我知道，许多读者可能身处不同的临床情境：病人群体不同，治疗的时限不同。但我仍然希望读者能够找到他们自己创造性的方法，把我的所得适当地加以改变，应用到他们自己独特的工作情境之中。

1.移除成长的障碍

当我是一个正在寻找自己道路的年轻治疗师时，我读过的最有用的书是《神经症与人的成长》（*Neurosis and Human Growth*），其作者是卡伦·霍妮（Karen Horney）。这本书里最为有用的概念是：人生而具有自我实现的倾向。卡伦·霍妮相信，如果移除了障碍，人会自然地发展为成熟的、充分实现自我的个体，就像一颗橡树籽成长为一株橡树。

"就像一颗橡树籽成长为一株橡树"，这是一幅多么自由而清晰的图画！它给了我面对工作的新视角，并永远改变了我做治疗的角度。我的任务是移除阻碍病人成长的障碍。我没有必要去做所有的事情，我没有必要给病人注入成长的欲望，向他们灌输自我实现的个体所具有的种种特点，例如，好奇心、意志力、对生活的热情、关怀、忠诚，等等。我要做的是确定障碍并且移除障碍。剩下的工作将受到病人自身自我实现力量的推动，会自然而然地完成。

我仍然记得一个自称怀有一颗"失败的心"的年轻女人。她的丈夫去世了，她认为自己永远不能再爱了。处理失去爱的能力这个问题实在是很棘手。我不知道自己该做些什么。但要是让我去澄清和清除她在爱的过程中的诸多障碍呢？这项工作是我可以做的。

很快，我发现爱情对她来说意味着不忠。爱上另一个人就是背叛了她死去的丈夫，就像在她丈夫的棺材上狠狠地敲入最后一根钉子。如果她像爱亡夫那样深地爱上另一个人（她觉得若能称作爱就不应该比对她丈夫的爱少一分一毫），那就意味着她对亡夫的爱不充足或者有瑕疵。爱上另一个人是自我毁灭性的，伴随着爱的是无可避免的丧失，以及丧失所带来的撕裂性的痛苦。

我们一起努力了好几个月来找寻所有这些阻碍她爱上另一个男人的障碍。我们逐一地和这些不合理信念做斗争。在这个工作完成之后，病人自己的内部力量开始起作用了：她遇到了一个男人，她爱上了他，然后和他结婚了。我没有必要教她如何去寻找、去给予、去珍惜、去爱，我也不知道怎么做才能教授这些东西。

关于卡伦·霍妮，我要在这里多说两句：大多数年轻的治疗师并不熟悉她的名字。因为新一批的知名治疗师越来越快地崛起，过去的知名治疗师迅速地被遗忘，所以我会不断地回忆过去那些光辉的名字，这倒不单纯为了表达敬意，更为重要的是，我想强调今天的治疗工作是许多具有超凡能力的贡献者经过很长时间的积累而铸成的。

美国对精神分析理论的一个独特贡献表现为所谓的"新弗洛伊德"运动。在这场运动中，一群临床心理学家和理论家反对弗洛伊德对驱力理论的重视，也就是说，反对内部驱力的展现和表达在很大程度上控制了发展中个体的观点。

相反，新弗洛伊德派成员强调，个体周围的人际环境会对个体造成广泛影响，并影响其性格结构。最著名的人际理论家是沙立文（Harry Stack Sullivan）、弗洛姆（Erich Fromm）和霍妮，他们的观点已经如此深入地融入我们的治疗语言和实践中，以至于我们没有意识到自己可以算是新弗洛伊德主义者。莫里哀的小说《醉心贵族的小市民》的主人公约丹先生在得知"散文"的定义之后，惊奇地说："想想我一生都在说散文，自己却不知道。"

2. 避免直接下诊断

（除非是要提供给保险公司）

今天的心理治疗学生面对的是对诊断的过度强调。医疗保健系统的管理者要求治疗师迅速地给出诊断，然后进行一个与诊断匹配的短程焦点治疗。这听起来不错，符合逻辑而且有效率。但是和现实实在是没什么关系，这不过是为了实现科学准确性的一种虚幻的努力，既不现实也不受欢迎。

虽然在有生理因素在内的严重情况（例如，精神分裂症、双相障碍、情感障碍、颞叶癫痫、药物毒性，以及因为毒性物质、变性因素或者传染性物质引发的躯体或者脑部疾患）下，诊断毫无疑问对治疗上的考虑起关键作用，但是在日常的心理治疗中，面对困扰较为轻微的病人来说，诊断经常会起反作用。

为什么会这样呢？因为治疗是一个渐进地深入展开的过程，

治疗师应当尽量全面深入地了解病人。诊断会限制治疗师的视角，而且会影响治疗师把病人当作人来建立关系的能力。一旦做出某种诊断，我们倾向于选择性地忽略病人不符合诊断的方面，过度注意那些可能会证实我们最初诊断的特征。而且，诊断可以作为一个自我实现的预言过程。治疗师把病人看作"边缘型"或者是"歇斯底里型"的，并与他（或她）建立关系，可能会促进和推动病人表现出这些相应特质。实际上，对于因为医生的治疗而影响临床表征形成的这个问题已经在相当长的时期内得到重视，包括现在对多重人格障碍的争论以及压抑早期性虐待经历记忆的问题。同时，也要记住，在 DSM 中，人格障碍的类目诊断信度是很低的。

而且绝大多数治疗师都会注意到在第一次面谈后做诊断要比经过十次面谈对病人有更多了解之后再做诊断容易得多。这难道不是一种很奇怪的科学吗？我的一个同事给他的精神科实习生提出了一个问题，其中很明确地表达了这样的观点："如果你在接受治疗或者你考虑接受治疗，你觉得你的治疗师能够用哪一种 DSM 的诊断来充分形容一个像你这样复杂的人？"

在心理治疗领域，我们需要具有足够的客观性，但是不需要过多。如果我们把 DSM 诊断系统看得过重，我们必然会损害到人性，损害到治疗本身的自发性、创造性和不确定性。请记住，那些参与制订已被推翻的诊断体系的临床心理学家和现在的 DSM 委员会成员一样有能力、骄傲和自信。

3. 作为"旅途伙伴"的治疗师和病人

　　法国小说家安德烈·马尔罗（André Malraux）描写了一个乡村牧师在聆听了几十年的忏悔之后总结了他通过这种方式了解到的人性——"首先，人们要比想象中的更不开心；其次，没有一个完全成长的人"。每个人，既包括治疗师也包括病人，都注定既要体验生命的美好，也要体验其不可避免的暗黑一面：幻灭、衰老、疾病、孤独、丧失、无意义、痛苦的选择和死亡。

　　德国哲学家叔本华对这一点的描述最为彻底和阴暗：

　　　　在青年早期，当我们沉思着自己即将到来的生活时，我们就像戏院里的孩子等着帷幕拉起，坐在那里兴高采烈，急切地等待着戏剧的开始。幸而我们不知道真的将要发生什么。如果我们能够预知，那么在某种程度上，孩子就像是被诅咒的囚犯，被判给生命，而不是死亡，而且对于这个判决的意义毫无意识。

还有：

我们就像田地里的羔羊，在屠夫的眼皮底下玩耍。屠夫选了一只又一只作为他的牺牲品。在我们的好日子里，我们根本就无法意识到命运可能为我们储藏的不幸——疾病、穷困、损毁、失去远见或者理性。

虽然叔本华的观点具有浓郁的个人不幸的色彩，但是我们很难否认每个有自我意识的个体生命所蕴藏的绝望。我的妻子和我有些时候会自娱自乐，想象一组具有相似特征的人在一起开晚宴，例如一群垄断者或者极端的自恋者，或者我们认识的被动攻击型的人，或者相反，邀请一群我们遇到过的真正快乐的人参加"快乐"晚宴。虽然我们能毫无困难地找到一组我们认识的具有某种怪异特征的人坐满晚宴桌子，但是对于快乐的人，我们从未能凑满一桌。每次只要我们发现了几个性格上乐观快乐的人，把他或她放在候选人名单上，便会在继续搜寻的过程中总发现某一个快乐的客人最终会受到某种生活困境的打击，通常是严重的疾病或者是孩子和配偶的罹病。

这个悲剧性的但又是现实的对待生命的观点一直影响着到我这里来寻求帮助的病人。虽然有很多词汇被用来描述治疗关系(病人与治疗师、来访者与咨询师、被分析者与分析者、病人与促进者，以及最后也是最让人厌恶的——使用者与提供者），但这些词中没有一个能准确地表达我对治疗关系的认识。我倾向于把病人和我自己看成"旅途的伙伴"，这个词消除了"你们"（被痛苦折磨的人）和"我们"（治疗师）之间的区别。在我的培训中，我经常会听到所谓"完全被分析了的治疗师"这种说法，但是当我在生命之路上前行，与我的许多治疗师同事建立起亲密的关系，遇到本领域中的许多重要人物，曾经受邀为我的前治疗师和老师提供帮助，而且我自己成为了老师和一个上了年纪的人之后，我逐渐意识到这个说法的神秘本质。没有任何一个治疗师，没有任何一个人能够不被存在的悲剧影响。

我最喜欢的治疗小说是黑塞的《卢迪老师》（*Magister Ludi*），里面有两位生活在圣经时代的著名医治者约瑟夫（Joseph）和戴恩（Dion）。虽然他们两人的工作都十分有效，但是两个人工作的方法却大有不同。年轻的医治者约瑟夫通过安静的、受神感召的倾听治疗帮助人们。朝圣者们信任约瑟夫。痛苦和焦虑在倾入他的耳内之后就像水消失在沙漠中一样，悔过者在离开的时候觉得倾空了、平静了。另一方面，年长的医治者戴恩积极地面对那些来寻求帮助的人。他能洞察他们没有忏悔过的罪恶。他是一个伟大的法官、惩戒者、斥责者和矫正者。他通过积极的干预进行帮助。他像对待儿童一样对待悔过者：提供建议，指导人们以苦行赎罪，要求人们去朝圣，或者要求敌人彼此和解。

这两位医治者从来没有见过面，他们作为竞争者工作了许多年，直到约瑟夫的心灵开始烦恼，坠入了黑暗的绝望，经常为自杀的念头困扰。他用自己的治疗方法不能治愈自己，于是他出发去南方找戴恩寻求帮助。

在朝圣的路上，一天晚上约瑟夫走到一片绿洲休息，在那里他和一个年老的旅行者进行了交谈。当约瑟夫描述了他此行的目的之后，年长的旅行者自荐作为他的向导帮助他寻找戴恩。之后，在长长的旅途中，年长的旅行者把自己的身份告诉了约瑟夫，他就是戴恩，约瑟夫寻找的人。

戴恩毫不犹豫地邀请年轻的、陷入绝望的竞争者到他家去。在那里，他们一起生活和工作了许多年。戴恩开始时请约瑟夫做一个仆佣，之后让他做学生，最后两人成为同事。多年以后，戴恩病得很重，就要死去了，他把年轻的同事叫到床前聆听忏悔。他谈到了约瑟夫早先经历的可怕的心灵疾病以及他寻找年长的戴恩寻求帮助的旅程。他谈到当约瑟夫发现他的旅伴和向导竟然就是戴恩时，感到这件事就像一个奇迹。

现在他就要死了，到了说出关于这个奇迹的真相的时候了。戴恩承认，在那个时候与约瑟夫的相遇对他来说也是一个奇迹，因为他当时也陷入绝望之中。他也感到空虚和心灵的死亡，他也无法帮助自己，于是动身去寻求帮助。两人在绿洲相遇的那一晚，他正在寻找一个叫作约瑟夫的伟大医治者的路上。

黑塞的故事总是以一种超自然的方式感动我。这个故事对我来说深刻揭示了给予帮助和接受帮助、诚实和欺骗、医治者和病人的意义。两个人以极其不同的方式获得帮助。年轻的医治者通过被培养、照顾、教授、辅导和教养获得帮助。而年长的医治者通过从追随者那里获得的子女似的爱、尊重和安慰获得帮助。

但是现在回顾这个故事，我怀疑这两位受了伤的医治者是不是能够更好地帮助彼此。也许他们错过了一些更深层次、更加真诚、更有力量的蜕变。也许，真正的治疗在濒死者的病床前才最终出现，当他们彼此袒露他们都是旅行者、都只是人的时候才出现。20年来保守秘密虽然有所帮助，但这可能阻碍了更深层次帮助的出现。如果戴恩濒死时的表白发生在20年前，如果医治者和追寻者一起面对并没有答案的问题，会发生些什么呢？

所有这些和里尔克的《给一个青年诗人的信》相呼应，里尔克建议说："耐心对待所有尚未解决的事情，努力去爱问题本身。"我要再加上一句："也要努力去爱提问者。"

4. 让病人真正进入与治疗师的关系中

许多病人在与他人建立亲密关系方面存在矛盾，在治疗中通过体验和治疗师的亲密关系能够对他们有所帮助。有些病人害怕亲密关系是因为他们觉得自己身上有一些根本性的不可接受的东西，一些让人抗拒的、不可饶恕的东西。因此，治疗最重要的途径就是让病人向另一个人完全呈现自己而仍然能够被对方接受。也有些病人之所以逃避亲密关系是因为担心被利用、被控制或者被抛弃。对这样的病人，一种不带来任何预期灾难的、亲密而关怀的治疗关系同样能够成为一种难以理解的情绪体验。

对我来说，没有任何东西能够凌驾于我和病人之间关系的维持，我会非常仔细地注意任何一个表现我们对彼此看法的细节。今天病人是不是让人有距离感？有竞争性？不注意我的话？他是不是虽然表面上不承认我的帮助但是私底下还是有所获益的？她是不是对我过分尊重？有些卑躬屈膝？很少表达任何反对意见或者发出不赞同的声音？表现得超然或者是多疑？他的梦里或者白日梦里是不是有我？他所想象的我们之间的对话是什么样子的？所有这些，而且不只这些，都是我想了解的。从来没有哪一次治疗会让我不去检验我和病人的关系，有的时候可能就是问一句非常简单的话："今天我们一起进行得怎么样？"或者"今天你对我们俩之间的关系有什么感受？"有时，我会让病人把自己投射到未来："想象半个小时以后，你在开车回家的路上，正在回想我们今天的治疗。你会怎么想我们今天的关系？你对今天我们之间的关系有哪些没有说出来的话或者问题？"

5.提供支持

接受高强度的私人治疗的好处之一是亲身感受到积极支持的重要价值。考虑一个问题：在结束治疗几年后，当病人回忆治疗中自己的体验时，他们会想到什么？答案既不是顿悟，也不是治疗师的解释。通常，他们会记起治疗师所说的积极的、支持性的话。

我总是强调，应该经常向病人表达我对他们的积极想法或者感觉，所涉及的内容可以很广泛，例如：病人的社交技巧、知性的好奇、温暖、对朋友的忠诚、口才好、敢于面对心中的邪恶、对于改变的坚持和投入、愿意自我暴露、对自己孩子的温柔、对中止虐待传承的努力（指的是打破虐待在家庭内部的代际传承）、决定不把"烫手的山芋"传给下一代（同上）。不要吝啬赞扬，也没有必要吝啬。有无数的理由支持治疗师说出以上的观察或者自己正面的情感。也要警惕表达空洞的赞扬——让你的支持就像你给病人的反馈和解释那样"一针见血"。记住治疗师有很大的力量，这种力量部分来自我们关注和分享病人最为私密的生活事件、想法和幻想。得到一个如此亲密的人的接受和支持对病人有着重大的肯定意义。

如果病人在治疗过程中走出了重要的、勇敢的一步，那么就对这一点提出表扬。如果我和病人在过去的一个小时里关系开放而深入，以至于我会为这次治疗的结束而感到遗憾，那么我会说我很不愿意结束这次治疗。我也会毫不迟疑地用非言语的行为把这点表达出来——延长几分钟治疗时间（必须承认，每个治疗师都有这样一些小小的、秘密的逾规）。

通常，治疗师是病人生活中重要事件和勇敢行为的唯一知情者。这种特权要求治疗师对事件的主角有所反应。当然病人可能也会向其他人透露自己生活的事情，但是没有一个人能像治疗师那样对某些重要行为有着全面的理解和欣赏。例如，多年前一个名叫麦克的小说家是我的病人，有一天他告诉我，他停用了一个秘密信箱。在许多年中，他以这个信箱作为通信方式，与一系列婚外情女友联系，因此停用这个信箱对他来说是有重要意义的行为。我觉得我有责任表达自己对他的勇敢行为的理解和欣赏。

好几个月之后，他仍然无法摆脱脑海里最后一个女友的影像和对她的渴望，对此我提供了支持：

"你知道吗，麦克，你所体验到的那种激情从来不会轻易消散。当然你会经常感觉到渴望，这是无法避免的，这是你本质中的一个部分。"

"哦，你指的是我的一个弱点。我希望自己像个铁人，能够把她永远抛在脑后。"

"我们把这种铁人叫作机器人。幸亏你可不是一个机器人。我们经常谈到你的敏感、你的原创性。这是你最丰厚的资源，这就是为什么你写的东西那么有力量，有那么多人受到你的作品的吸引。不过这些特质也有黑暗的一面，它们带来焦虑，它们使你在经历这种情境的时候难以保持平静。"

另一个重新建构的例子发生在我自己身上。多年前，我因为读到一篇恶意的书评而感到沮丧，并且把事情告诉了我的朋友威廉姆·布拉提（William Blatty）——当时《召魂者》（*The Exorcist*）的编辑。他以一种奇妙的支持性的方式给予了反馈，并且即刻让我感到轻松了很多，他说："当然，那篇书评会让你沮丧。幸亏它让你沮丧了！如果你不是这么敏感，你怎么能成为这么好的作家呢！"

所有的治疗师都会找到自己支持病人的方法。我自己脑中经常浮现拉姆·戴斯（Ram Dass）描述过的一幅图像。那时，他和一位印度的精神大师告别，他们已经一起在印度的一个阿什拉姆（印度教徒的一个在乡间供沉思冥想的小舍）学习了很多年。当时拉姆·戴斯表示很伤心，因为他并没有准备好离去，他还有很多缺点和不足。这时，那位精神大师站了起来，缓缓地、以一种庄严神圣的方式围着他转了一圈，最后非常正式地宣布："我没有发现不完美之处。"我自己没有绕着病人转过圈，审视他们，我也一直认为成长是没有止境的，但是不管怎么说，这幅图像一直指导着我对病人的评价。

支持也可能是对外表的评论：一件衣服、日光浴后的健康肤色、一个新发型。如果一个病人难以摆脱自己欠缺吸引力的想法，一种很人性的反应（当然你自己必须真的这样认为）是告诉他（或她）：你认为他（或她）很有吸引力，你实在搞不清楚是什么让他（或她）认为自己没有吸引力。

在《妈妈及生命的意义》（*Momma and Meaning of Life*）这本书里讲述了这样一个与治疗相关的故事：故事的主角恩斯特·拉什医生被一位非常有魅力的女病人难住了，她以一种非常明确的方式追问他："我对男性来说是不是有吸引力？对你呢？如果你不是我的治疗师，你会不会对我有性爱方面的反应？"这些是终极噩梦般的问题，对于治疗师来说，再没有比这些问题更为可怕的了。正是因为害怕这些问题，许多治疗师很少暴露自己。但是我相信这种恐惧是无根据的。如果你从病人的最佳利益出发，何不就像小说里的主人公一样简单地告诉她，"如果所有的事情都和现在不同，如果我们在另一个世界相遇，我单身，我不是你的治疗师，那么我会觉得你非常有魅力，而且我肯定会尽力更多地了解你。"这样说有什么危险呢？在我看来，这种坦诚只会增强病人对你的信任和对治疗过程的信任。当然，也不排除治疗师进一步询问其他问题的可能，例如，病人问这些问题的动机和时机（"为什么现在问？"这样的标准化问题），或者追问病人对于外表或者诱惑力的过多关注，隐藏其后的可能是与病人相关的更为重要的问题。

6.共情：从病人的视角看世界

非常奇妙的是，有些时期或者事件能够在人的记忆中扎下根，并且能够不时地给人提供指导与慰藉。许多年前，我曾经接待过一位患乳腺癌的病人，她从青春期开始就和总是批判一切的父亲进行斗争。她希望两人能够有某种程度的和解，能够开始一段新的关系，所以她十分期待父亲开车送她去大学这件事，因为这给两个人提供了单独相处几个小时的机会。但是这次盼望已久的旅行却成了一场灾难：她的父亲总是埋怨路边肮脏的、满是垃圾的小河。而她根本没有看到什么垃圾，相反，她看到的是一条没有受到污染、充满原野风情的小溪。她找不到能够回应她父亲的任何方式，最后她只得沉默。结果整个旅途就是他们看着自己的车窗外，互不理睬。

后来，她独自一人重游故地，非常惊讶地发现原来路两边各有一条河。"这一次我成了司机，"她十分伤感地说，"而从驾驶员的位置上看到的小河正如我父亲所描述过的那样，肮脏而满是污染。"但是当她学会从父亲的窗口看世界的时候，已经太晚了，她的父亲早就去世了。

我一直记着这个故事，而且许多次我都会以它来提醒自己和我的学生，"从其他人的窗口看。努力从你的病人的视角来看世界。"告诉我这个故事的女士因为乳腺癌不久就去世了，我很遗憾不能够告诉她这些年来她的故事起了多大的作用，不仅仅对我，对我的学生，也对我的病人。

50多年前，卡尔·罗杰斯（Carl Rogers）确定"准确的共情"是有效治疗的三个基本特征之一（另外两个是"无条件积极关注"和"真诚"），并且开创了心理治疗领域的研究，之后有大量的证据支持共情的有效性。

如果治疗师能够准确地进入病人的世界，治疗就能够被增强。通过体验到自己被充分认识和理解，病人能够受益很多。因此，重要的是理解病人如何体验过去、现在和将来。我经常强调要不断地检验个案假设。例如：

> "鲍勃，当我想到你和玛丽的关系时，我所理解的是：你说你相信你和她合不来，你非常想和她分开，你已经厌倦了和她在一起，你在避免和她一起过夜。但是现在，当她正是像你所期望的那样做了，真的要离开了，你却

又一次想要她。我想我听到你说你不想和她在一起，同时还听到你说当你需要她的时候，你不能忍受她不在你身边。我说的这些对吗？"

在治疗的"此时此地"准确的共情尤为重要。记住，病人眼中的治疗和治疗师眼中的治疗有很大差异。即使是非常有经验的治疗师，也会一次又一次惊讶地发现病人眼中的治疗和他们眼中的治疗是多么不同。下面这种情况并不少见：我的病人可能会在治疗开始的时候描述一段针对上次治疗时所发生的某件事情的非常强烈的感情反应，但是我会很困惑，根本不能想象上一次治疗究竟发生了什么会引起他如此强烈的情感反应。

治疗师和病人之间存在巨大差异是在多年前引起我的注意的，那时我在做关于团体成员对治疗团体和交友团体验的研究。我请许多团体成员填写问卷，内容是每次团体会谈的重要事件，结果得到了丰富而多样的描述，与团体领导对每次团体重要事件的评估相差很大。同样，团体成员和团体领导所选择的整个团体治疗过程中的重要事件也存在着类似差异。

在一个非正式的实验中，我又一次体验到了病人和治疗师的差异。在这次实验中，我和一位病人对每一次治疗分别写了一份小结。这个实验的过程很有趣。我的病人金妮是一个颇有天分的作家，但是她当时不仅仅在写作上存在障碍，在所有涉及表达的活动上都遇到了困难，在我的治疗团体里待了1年也没有产生任何建设性的效果。她很少向其他成员暴露自己，而且又把我过度理想化，使得我们之间不可能有任何真诚的沟通。于是，当金妮因为经济上的压力要离开团体的时候，我提出了一个不同寻常的建议：我给她提供免费的个体治疗，作为附带条件，她要对每一次治疗写一份随性的、没有任何拘束的小结，表达她在治疗中没有表达的所有情感和想法。我也对每次治疗写出我自己的小结，并且建议我们都把每周的小结交给我的秘书，每过几个月，我们可以阅读对方的记录。

我的建议有些武断。本来，我期望的是这个写作作业不但能够让我的病人开始自由写作，而且能够鼓励她在治疗中更自由地表达自我。而且，我还希望或许让她读我的记录能够促进我们之间的关系。我打算毫无掩饰地记录我在治疗中的体验：让我高兴、有挫折感、分心的地方。如果金妮能够以更现实的眼光来看我，那么她有可能会对我去理想化，能够在更为人性的层面上与我进行交流。

（另附一点，不过与我们对共情的讨论无关，这个实验发生在我试图培养自己写作技能的时候，我提出要和我的病人一起写的另一个动机就是这会给我提供一个不同寻常的机会进行写作，能够给我一个机会冲破职业的桎梏，能够让我在每次治疗之后立刻记下所有冲入我脑内的东西，从而释放我自己的"声音"。）

每隔几个月阅读对方的记录使我们发现：虽然我们一起经历治疗的每一个小时，但是我们以不同的方式经历并回忆了治疗。

例如，对于每一次治疗，我们看重不同的方面。我文雅的、超凡的解释她根本就没有听到。她所看重的是一些我很少注意的细节：我对她衣着、外貌或者写作的赞扬，我因为迟到几分钟做出的笨拙道歉，我对她的讽刺言论忍俊不禁，当我们角色扮演的时候我对她的揶揄。之后，我在教学中使用了这些治疗小结，结果发现它们有很好的教学效果。学生们认为这种共同的记录有书信体小说的特点，最终在 1974 年，我的来访者金妮·埃尔金（假名）和我共同将这些治疗记录出版成书，书名是《日益亲近》（*Every Day Get a Little Closer*）。20 年后，这本书的简装本发行。现在回想，书的副标题《被两次述说的治疗》（*A Twice-Told Therapy*）似乎更为契合此书的主题。

所有这些经验告诉我，不要假设在治疗中病人和我会有相同的体验。当病人谈到他们在上次治疗中的感受时，我一定会询问他们体验到了什么，而且一定总会知道一些新的、没有预期到的东西。共情已经成了一种如此普通而常用的词汇，就像流行歌手唱的那些陈词滥调一样，使得我们忘记共情过程的复杂性。真正了解另一个人的感受是极端困难的一件事情，太多的时候是我们把自己的感情投射在了其他人身上。

当教学生共情的时候，弗洛姆经常会引用泰伦斯两千多年前说过的一句话，"我是一个人，不要让任何人性的东西与我疏离。"然后，他会敦促我们对自己敞开自己身上那部分对应于病人所提到的事件或者幻想，不管这部分可能是多么可耻、狂暴、贪婪、自虐或者虐人的。如果我们做不到这一点，弗洛姆建议我们探究为什么我们选择关闭自己身上的那一部分。

当然，对病人过去生活的了解会大大增强你从他（或她）的视角看待问题的能力。例如，如果病人经历了一系列的丧失，那么他（或她）可能会从丧失的角度看待世界。他（或她）可能不愿意让你变得重要或者亲近，因为会担心另一次丧失的痛苦。这样对过去事件的探询可能不但对建立因果关系有重要作用，而且也可以让我更加准确地共情。

7.教授共情

准确地共情不但是治疗师的重要特质，对病人来说也同样重要，我们必须帮助病人发展对他人的共情能力。记住，我们的病人通常来做治疗是因为他们欠缺成功地发展和维持令人满意的关系的能力。许多人不能够与他人的情感和经验共情。

我相信"此时此地"给治疗师提供了一个有力的途径帮助病人发展共情。所使用的策略十分直接：帮助病人对你共情，他们也会自动探索生命中其他的重要人物。在治疗中，经常会看到治疗师询问病人他们的某句话或者某个行为会如何影响他人。我只是建议治疗师用这个问题来问自己。

当病人猜测我会如何感受的时候，我通常会仔细处理这个行为。例如，一个病人试图解释我的某种姿态或者评论，并谈到"你一定已经受够了给我做治疗"，或者"我知道你一定很后悔和我接触"，或者"我这1小时的治疗一定是你今天最不愉快的1小时"。我会做一些现实检验，并且问"还有什么关于我的问题吗？"

这当然是很简单的社交技巧训练：我要求病人直接和我说或者向我提问，我也试图以一种直接的和有帮助的方式进行回答。我可能会说："你完全猜错了我的想法。我一点都没有你所说到的感觉。我一直很高兴和你一起工作。你表现出了很大的勇气，你努力工作，你一次治疗都没有落下，你从来不迟到，你抓住了很多机会和我一起分享很多私密的事情。无论从哪个角度来说，你都把自己的事情做得很好。但是我也注意到，每次你试图猜测我对你的感受的时候，都和我自己的实际体验不大相符，而且错误总是指向一个方向：你认为我对你的关心远比我实际对你的关心少。"

另一个例子：

"我知道你早就听过这个故事，但是……（病人继续讲述一个很长的故事）。"

"我很惊讶，因为你经常说我已经听到过这个故事了，然后又把这个故事讲给我听。"

"这是个坏习惯，我知道，不过我不理解你为什么会惊讶。"

"你猜我总是一遍又一遍地听同一个故事会有什么样的感受？"

"肯定会很厌烦。你可能会希望治疗赶紧结束，你也许会不断看表。"

"还有什么关于我的问题吗？"

"没有，你说呢？"

"我又一次听到同样的故事时有些不耐烦。我觉得它好像插在我们两个人中间，就好像你不是在真的和我讲话。你说我可能会看表这没错。我确实看表了，不过我是希望当你把故事讲完之后，在治疗结束之前，我们还能够有时间真正地谈谈。"

8.让病人对治疗师真的重要起来

在30多年前，我听到了一则最让人悲伤的心理治疗故事。当时我得到了去伦敦令人敬畏的塔维斯托克（Tavistock）诊所为期一年的学习机会，在那里，我遇到了一位英国著名的精神分析师和团体治疗师，当时他已经70岁了，正准备退休。在他退休的前一天晚上，他与一个长程团体最后一次会谈。许多团体成员已经在团体中待了十多年，他们回忆了很多彼此在团体中发生的变化，并且一致同意，治疗师是迄今为止唯一一个一点变化都没有的人！实际上，他们说他和10年前完全相同。然后，这位治疗师抬起头看着我，手在桌子上轻轻敲了一下表示强调，以一种最为教导性的语气说："我的孩子，这就是好技术。"

当我回忆起这个事情的时候，我总是感到很悲哀。这么多人在一起这么长时间，仍然没有让他们对治疗师具有足够重要的意义，使他们能够影响并改变治疗师，这的确是一件令人悲哀的事情。我强烈建议你让你的病人真的对你重要起来，让他们进入你的思想，影响你，改变你，而且你不要对他们隐瞒这一点。许多年前，我听到一个病人辱骂她的几个朋友，说她们"随便和人上床"。这是她的典型行为，对于她向我描述的每一个人，总是高度批判。我很想知道她的这种对朋友的审判性会有什么样的影响：

> "你指的是什么？"她回答说。"我评价其他人对你还会有影响？"
>
> "我想这让我对于表达自己十分谨慎。如果我们作为朋友的话，我会小心不让你看到我黑暗的一面。"
>
> "可这个问题对我来说黑白分明，十分简单。你对于这种随随便便的性交有什么样的看法？难道你个人能够想象把性和爱情分开？"
>
> "我当然可以了。这是人性的一部分。"
>
> "这让我恶心。"

这次治疗就在这种基调下结束了。之后的好几天，我都对我和病人的互动感到不安。然后在第二次治疗开始的时候，我告诉我的病人，当我想到她说觉得我很恶心的时候，我感到十分难受。她对我的表达十分震惊，说我完全误解了她的意思：她指的是她因为人性和她自己的性欲而感到恶心，而不是因为我或者我的话而感到恶心。

在下一次的治疗里，她重新提到了这个事件，她说尽管她很懊悔这件事情让我感到难受，但毫无疑问她被感动了，而且很高兴，因为这表明她对我来说很重要。这次谈话戏剧性地催化了治疗：在以后的会谈中，她给予了我更多的信任，并且会冒更大的风险进行自我暴露。

最近，我的一个病人给我发了一封电子邮件：

> "我爱你，我也恨你，因为你离开了我。不仅仅因为你去阿根廷、纽约、中国西藏，而是因为你每周都离开我，你关上了门，你可能转身就去看一场棒球比赛，或者去查道琼斯指数，给自己倒杯茶同时吹着小曲。你根本就不会再想到我，而你又有什么理由需要想到我呢？"

这句话说出了许多病人没有提出的但又十分重要的问题："你在治疗之外会想到我吗？"或者"在治疗之外，我就脱离了你的生活吗？"

我个人的经验是在治疗之外病人不会从我的脑中消失，如果我在治疗之外产生过可能对病人有所帮助的想法，我一定会把这些想法告诉他们。

如果我觉得在治疗中犯了一个错误，我相信最好是直接承认这个错误。一次，一个病人给我描述了一个梦：

"我在我上过的小学里和一个小女孩说话。她刚跑出教室，正在哭。我说'你必须记住有许多人爱你，最好不要离开他们中的任何一个'。"

我提示说，她可能既是小女孩又是说话者，这个梦恰好体现了我们在上次治疗中一直讨论的东西。她回答说："当然了。"

她的反应让我觉得很不安：她像通常那样并不承认我的话有所帮助，于是我坚持去分析她的反应——"当然了"。之后，我再回想这次让人不太满意的治疗时，意识到我们之间的问题绝大多数来源于我顽固地坚持要解读"当然了"，以便使我对这个梦的洞见得到充分承认。

在下一次治疗开始的时候，我重新谈到了这个话题，我承认我做出了不成熟的行为，然后我们继续进行讨论，而这次治疗成为了最有收获的一次。她讲了几个十分重要的、一直被她隐瞒的秘密。治疗师的坦白带动了病人的坦白。

病人有些时候对我会如此重要，以至于我会梦到他们。如果我认为这些梦会在某种程度上促进治疗的话，我会毫不犹豫地和病人分享这个梦。一次，我梦到在机场见到一位病人，我想拥抱她，但是却被她拿着的一个硕大钱包挡住了。我把这个梦告诉了她，并且把这个梦和上一次治疗谈到的她在和我的关系中携带的"行李"联系在一起，也就是她对父亲的强烈而又矛盾的情感。对我告诉她我的梦，她觉得十分感动，并且承认我把这个梦与她将我和她父亲的形象融合在一起联系起来是有内在逻辑的。但同时，她又提出另一种对梦的有力解释，这个梦表达了我的遗憾：我们之间的专业契约（由钱包象征，一个装钱的东西，治疗费用）排除了达到更进一步完美关系的可能性。我不能否认她的解释让人信服，它的确反映了我内心深处潜藏的一些感受。

9. 承认你的错误

著名精神分析师温尼科特（D. W. Winnicott）曾经富有洞见地观察到好母亲和坏母亲之间的差异并不在于犯不犯错误，而在于如何处理所犯的错误。

我曾经接待过一位病人，她因为一个看起来可能微不足道的原因离开了前任治疗师。在他们第三次会谈的时候，她痛哭流涕，去拿纸巾的时候却发现纸巾盒是空的。于是治疗师开始在办公室里找来找去，也没有找到一张纸巾或者一条手帕。最后，治疗师跑到洗手间拿回来一堆卫生纸。在第四次会谈的时候，她说上次的事情肯定让治疗师感到很难堪，但是他坚决否认了这一点。她逼得越紧，治疗师越否认，并且反过来问为什么她会一直对他的回答有所怀疑。最后，她认为他并没有以一种真诚的方式和她交流（我也如此认为），并决定以后再也不要信任他了。

还有一个承认自己错误的例子：一位病人经历了很多亲朋好友的死亡，开始治疗的时候，她的丈夫也因为脑瘤而濒临死亡，她需要处理又一次的丧失。一次，她问我，在治疗之后我是否想起过她。我回答说："我经常会想到你的处境。"这是一个错误的回答！我的话激怒了她。"你怎么能够这样说呢？你是理应帮助我的人。你让我和你分享我内心深处最为隐秘的感受。你刚才说的话强化了我的感觉——我没有自我，所有的人都会想到我的处境，而没有人会想到我。"之后她补充到，不仅仅是她没有自我，而且我也在避免把我的真实自我带入治疗之中。

我在随后的一周一直在想她的这些话，并且认为她说得十分正确。在下一次治疗的开始，我承认了自己的错误，并且请她帮助我发现和理解自己的盲点。[多年以前，我读到过一篇颇有天赋的治疗师桑多·费伦克兹（Sandor Ferenczi）写的文章，他提到自己对一位病人说"也许你能帮助我发现一些我自己的盲点"。这又是一句深深印刻在我脑海里的话，在临床工作中，我经常应用这句话]

于是我们一起谈论了她极深的痛苦，以及我深层次的愿望——想要找到一些方法（除了躯体接触之外的任何方法）来安慰她。我提出，也许我在最近几次治疗中之所以从她身边向后退，正是因为我担心自己想要承诺超过自己所能给予的安慰。我相信正是在这种背景下，我说出了这个非个人化的词——"处境"。我告诉她，如果我对自己诚实，直接告诉她我强烈地想要安慰她，却不知道如何着手的话，可能会好得多。

如果你犯了一个错误，那就承认你的错误。任何试图掩盖的努力总会造成更大的损失。在某种程度上，病人能够感受到你的所作所为并不符合你的真实想法，这结果会对治疗造成损害。而且，公开地承认错误对病人来说也是很好的榜样，同时从另一方面表明病人对你来说是有意义的。

10. 为每位病人创造不同的治疗

　　在当前的心理治疗研究中有一个巨大的矛盾之处。因为研究者需要比较不同的治疗方法(例如,药物疗法和另一种治疗方法),所以必须提供"标准化"的治疗,也就是说为研究项目中的所有被试提供统一的治疗,这样,以后其他的研究者和治疗师才能够对这个研究的结果进行重复(就像是检验新药效果时采用统一的标准一样,所有的被试接受相同纯度同等效力的药物,对于以后的被试可以提供完全相同的药物)。但是,标准化减少了治疗的真实性和有效性。和这个问题共存的是,许多心理治疗研究会请经验较少的治疗师或者学生治疗师参与,所以不难理解为什么这样的研究与现实情况之间只存在微弱的关系。

　　考虑一下有经验的治疗师的任务。他们必须与病人建立关系,这个关系的特征是真诚、无条件积极关注和自发性。他们必须敦促病人以其"紧要点"开始每次治疗，并且当病人的重要问题在治疗中得以展现时，必须在更深的层次上对其进行探索。这是什么样的问题呢？可能是一些对治疗师的感受，或者是一些作为前一次治疗结果出现的问题，或者是在治疗之前做的梦。我的观点是，治疗是一个自发的过程；关系是动态的，是永恒变化的；体验有一个连续的顺序，需要对这个过程进行检验。

从其核心来看，治疗的过程应该是自发的、流动的，总会进入无法预期的新领域。如果要把治疗变成一套公式，可以让没有经验的、没有受到良好培训的治疗师（或者计算机）提供一个统一的治疗过程的话，那么整个治疗已经被扭曲了。由医疗保健运动所引发的真的令人厌烦的事情之一是对于标准程式式治疗的依赖。这种治疗要求治疗师遵从一个预先设定的顺序，事先计划好每周需要谈论的话题和做的练习。

在荣格（Carl Jung）的自传里，他描写了对每个病人的独特内心世界和语言的欣赏。这种独特性要求治疗师为每一位病人创造一种新的治疗语言。可能我对这一点有所夸大，但是我认为目前心理治疗的危机是过于严肃，治疗师的自发性受到过多损害。心理治疗需要一场激烈的变革。我们可能需要走得更远：治疗师必须努力为每一位病人创造不同的治疗。

治疗师必须传递给每位病人的是：他们共同的、最大的任务是一起建立关系，让这个关系本身成为改变的媒介。在一个速成课程中教授这样的技巧是极端困难的。最重要的是，治疗师必须准备好"走"到病人所"走"到的地方，尽其所能地在关系中建立安全感和信任。我试图为每一位病人"量身定制"治疗，为每位病人寻找最好的治疗方法。我认为，根据病人的特点不断改进治疗的过程既不是治疗的基本工作也不是治疗的序曲，而是治疗最核心的工作。这些话即使对短程治疗的病人来说也同样有效，但是主要适用于那些能够负担（或者有能力进行）开放式治疗的病人。

我试图避免采用事先已经构建好的技术，尽力让我的选择出自治疗情境当时的要求。我相信技术只有产生于治疗师和病人每时每刻都有所不同的互动中，才最为有效。每当我向我督导的治疗师建议一些干预方法的时候，他们通常都会试图在下次治疗的时候把这些干预方法塞进去，但这样做之后通常会起到反效果。于是我学会了在给予反馈之前说明："请不要在下次治疗的时候尝试这种方法，但是在这种情境下，我可能会说……"我的看法是每次治疗都充满了大大小小的即时自发反应或者技术，不可能事先计划好。

当然了，对于治疗新手和老手来说，技术的含义有所不同。一个人在学习弹钢琴的时候需要技巧，但是如果一个人想要做音乐的话，他或她最终都需要超越已经学到的技术，信任自己的自发反应。

例如，一个经历了一系列丧失的病人在一次治疗的时候十分绝望，因为她刚刚听说了自己父亲的死讯。几个月前，丈夫的过世已经使她十分悲痛了，现在就连想到要飞回父母的家参加葬礼都让她不能忍受，更不要说想到要目睹父亲的坟墓立在自己兄弟

（很年轻就去世了）的坟墓旁边。同时，她不能够处理不去参加父亲的葬礼所带来的负罪感。在平时，她是一个足智多谋、雷厉风行的人，经常会批评我或者其他试图为她把事情"摆平"的人。但是现在，她需要从我这里得到些东西，一些看得见、摸得着的东西，一些可以减少负罪感的东西。我的反应是让她不要去参加葬礼。于是我把下次治疗的时间安排在了举行葬礼的时刻，整个治疗都用在了对她父亲的回忆之上。两年后，在结束治疗的时候，她向我描述了这次治疗对她的帮助有多大。

另一个来访者不堪生活的重压，在一次治疗中，她几乎不能讲话，只是用双臂环抱着自己，身体微微颤动。我感到一股强烈的冲动要去安慰她、拥抱她，告诉她一切都会过去。我打消了拥抱她的想法，因为她曾经被继父性虐待过，因此我必须要格外注意保持我们之间关系的安全感。在治疗结束的时候，我按捺不住，提出要改变下次治疗的时间，以方便她的日程。通常，她不得不放下工作来见我，这一次我提出在早上，也就是她上班之前进行治疗。

这个干预并没有带来我所预想的安慰，但是仍是有效的。别忘了，基本的治疗原则是治疗中发生的所有事情都可以作为治疗的材料。在刚才提到的这个情境中，病人感到怀疑，觉得受到威胁。她相信我并不是真的想见到她，我们安排的治疗时间正是我一周中处于低潮的时候，我改变见面时间不是为了方便她，而只是为了方便我。这些资料把我们带到了治疗性问题上来：她的自我鄙视以及她把对自己的憎恨投射在我身上。

11.治疗性行为，而非治疗性话语

抓住机会了解你的病人。注意，请经常询问病人感觉治疗过程的什么地方对他有所帮助。之前我强调过病人和治疗师对于治疗中的哪些事件有帮助的看法可能会不一致。病人认为有帮助的事件通常是关系性的，经常会和治疗师做出的在治疗框架之外的行为或者一些表明治疗师的坚持和关注的行为相关联。例如，一个病人提到即使他打电话告诉我他得了流感之后，我仍然愿意见他（最近他的婚姻治疗师因为担心传染，当他在治疗中开始打喷嚏和咳嗽的时候，缩短了治疗时间）。另一个病人坚持认为我会因为她长期愤怒而抛弃她。结果，她在一次治疗结束的时候告诉我说最有用的干预是我规定每当她对我发了一大顿脾气之后，都要自动多安排一次治疗。

另一个病人在治疗结束进行总结的时候，提到了一件事情。

那是在我出差之前的一次治疗，她给了我一份她写的故事，我寄给她一封信，告诉她我是多么喜欢她的作品。这封信是说明我关心她的看得见摸得着的证据，我不在的时候，她经常会去读那封信以获得支持。给非常痛苦或者有自杀倾向的病人打个电话只需要花很短的时间，但是对于病人来说，这是非常有意义的。一位曾经入狱的有强迫性偷窃行为的病人告诉我，在漫长的治疗过程中，来自我的最重要的治疗行为是一个支持性的电话。那时正值圣诞购物季节，是她经常失控的时候，而我当时并不在城里。她感到当我努力表达我对她的关心时，她怎么可能如此忘恩负义地去偷东西。如果治疗师担心这样做会培养病人的依赖性，可以请病人一起找一种策略以便在最艰难的时候给他们提供支持。

还有一次，仍然是那位强迫性偷窃的病人，当时她已经改变了很多，只偷那些价值不高的东西，例如棒棒糖或者香烟。她关于偷窃的理论永远是她需要平衡家庭开支。这个信念很明显是非理性的：首先，她很富有；其次，通过偷窃省下的钱实在是微不足道。

"现在我怎么做才能够帮助你呢？"我问道，"我们如何能够让你摆脱穷困潦倒的感觉呢？"我们可以从你给我一些钱开始。"她狡黠地说。于是我打开钱包，拿出50美元放在一个信封里，告诉她如果她想偷什么东西，就从信封里拿出等值的钱。换句话说，她是在偷我而不是在偷商店。这个干预使得她减少了一直控制着她的强迫性偷窃行为。1个月后，她把这50美元还给了我。

从这以后，每当她又以贫穷作为借口进行合理化时，我们就会提到这次事件。

一位同事告诉我，一次他接待了一位舞蹈演员。在治疗结束的时候，她告诉他治疗中最有意义的事件是他去参加了她的一次独舞表演。另一个病人在治疗结束的时候，提到我愿意进行气氛疗法（aura therapy）的事情。这位"新时代疗法"的信仰者有一天走进我的办公室后，坚持说自己感觉病了，因为围绕着她的"气团"（aura）出现了裂缝。她躺在我的地毯上，为了弥补裂缝，我按照她的指示用手在距她身体十几厘米的地方从头到脚地滑动。因为我经常会质疑新时代理论的治疗方法，所以她把我同意按照她的请求去做看成一种关爱的表现。

12. 接受对治疗师的个体治疗

我认为，个体治疗应该是心理治疗培训中最为重要的部分。问题在于：什么是治疗师最有价值的工具？答案是治疗师自己（不会有人忘记这一点）。我在这本书里，从不同的角度讨论了治疗师在治疗中使用自己的理念以及技术。首先，简单地说，治疗师必须通过个人榜样给病人指出道路。我们必须表现出我们愿意与病人有最为深层次的接触，这个过程需要我们不断地从我们自己的感受中寻找信息，因为这是最好的、最可靠的信息来源。

治疗师必须熟悉自己阴暗的一面，必须能够理解所有人类的欲望和冲动。接受个体治疗的经验能够让治疗师学会从病人的角度体验治疗过程的多个方面：理想化治疗师的冲动；渴望依赖；对于一个关心者和倾听者的感激、给予治疗师的权力。年轻的治疗师必须处理自身的神经质问题，他们必须学会接受反馈，发现自身的盲点，看到其他人如何看他们，学会如何提供准确的反馈。最后，心理治疗是一个对心理要求很高的职业，治疗师必须发展出来足够的自我省察和内在力量，以便应对许多职业危险。

许多培训项目坚持让学生进行个体治疗：例如加利福尼亚州的一些心理研究生院要求学生进行16～30小时的个体治疗。这是一个好的开端，不过仅仅是一个开端。自我探索是持续一生的过程，我建议治疗师自己的个体治疗可以做得纵深而长期，而且治疗师在生命的不同阶段都可以接受治疗。

我自己的个体治疗经验是一个长期探索的过程。在我45年的职业生涯中，接受过：750小时、1周5次的正统精神分析治疗（那时我在医院精神科实习，我的治疗师来自保守的巴尔的摩华盛顿学校）；查里斯·里克罗夫特（Charles Rycroft）为期1年的分析（他是英国精神分析学院"中间学派"的治疗师）；帕特·鲍姆加特纳（Pat Baumgartner）为期2年的治疗（一位格式塔治疗师）；罗洛·梅（Rollo May，一位人际关系和存在主义导向的治疗师，在威廉阿兰森怀特学院）为期3年的治疗；以及无数来自不同流派治疗师的短期咨询，包括行为治疗、生物疗法、罗尔夫按摩疗法、婚姻治疗；还有持续了10年仍在进行的无领导支持团体（由男性治疗师组成）；在20世纪60年代，还参加了不同风格的会心团体，甚至包括一个裸体马拉松团体。

请注意，上面所列举的经历有两个特点：第一，它包含了不同取向的治疗。对年轻的治疗师来说，避免宗派主义和学会欣赏不同取向治疗的优势是十分重要的。虽然学生可能不得不牺牲明确性以及随之而来的正统感，但是他们获得了一些十分珍贵的东西，也就是理解和欣赏复杂性和治疗过程的不确定性的能力。

我相信，作为病人进入治疗是学习心理治疗的最佳途径。这样，我把生活中一段难受的时期看作一个教育机会，来探询不同取向的治疗能够提供什么样的东西。当然，特定类型的痛苦可对应特定的方法，例如，行为疗法对于一个明确的症状来说十分合适，于是我找到行为治疗师来治疗我的失眠（我在各地做讲座和办工作坊的时候曾经失眠）。

第二，我在生命中的不同阶段进行治疗。虽然在职业发展的初期，一个治疗师可能要经过极好的、高强度的治疗，但是在生命周期的不同转折点会出现一系列完全不同的问题。只有在我开始和濒临死亡的病人进行大量工作的时候我才明确地感觉到了相当多的死亡焦虑（在我40多岁的时候）。没有人会喜欢焦虑，我也一样。但是我欢迎有这样的机会与一个优秀的治疗师一起探索内心。而且，当我开始写《存在主义心理治疗》的时候，我知道深层次的个人探索可能会增加我个人对存在问题的知识。所以我开始和罗洛·梅进行了一段非常有成果和启发性的治疗。

许多培训项目的课程表中都包含体验训练团体——一种关注于自身过程的团体。这些团体有很多可教的东西，虽然对于其成员来说，这样的团体也总会引发大量焦虑（对团体领导来说也不容易，他们必须处理学生成员之间的竞争以及在团体外的复杂关系）。我相信，年轻的治疗师从一个"陌生人"体验团体中得到的甚至要比从一个高功能的心理治疗团体中得到的还要多。只有作为一个团体成员，治疗师才能真正理解什么是团体压力、什么是宣泄解脱、团体领导本身的强大力量、从其他人处获得关于自己人际交往的真实反馈的痛苦却有价值的过程。最后，如果你幸运地加入了一个有凝聚力的、努力工作的团体，我向你保证，你永远不会忘记它，而且会尽力为你以后的病人提供类似的团体治疗经验。

13. 治疗师有许多病人，
病人只有一个治疗师

有许多次，我的病人因为治疗情境的不平等性而感到悲伤。他们想到我的时候要远远多于我想到他们的时候。在他们的生活中，我的重要性要比他们在我生活中的重要性大很多。如果一个病人能够问任何他们想问的问题，我可以肯定，许多病人都会问起：你曾经想到过我吗？

可以用不同的方法解释上述情境。例如，虽然对许多病人来说，这种不平等性是令人恼火的，但同时也是重要的和必要的。作为治疗师，我们希望自己对病人来说很重要。弗洛伊德曾经指出，对治疗师来说，在病人心中占据足够重要的位置，以至于病人和治疗师的互动能够开始影响病人的症状（也就是说，心因性神经症被移情性神经症取代）是十分必要的。我们希望治疗成为病人生活中最为重要的事情之一。

虽然我们的目标并不是消除病人对治疗师的所有强烈情绪，但是有些时候，移情情绪会过于让人不安。在有些时候，病人可能会受到对治疗师情绪的严重折磨，以致需要对其进行处理。我倾向于通过讨论治疗情境的内在残酷性——治疗设置的基本性质使得病人想到治疗师的时候远多于治疗师想到病人，病人只有一个治疗师，而治疗师有多个病人——从而增强病人的现实检验能力。我发现，应用一个关于老师的类比通常十分有效。我会指出，老师有许多学生，而学生只有一个老师，当然学生想到老师的时候远多于老师想到学生。如果病人有教书的经验，这可能尤其贴切。像医生、护士、导师等其他类似的职业也可以用于类比。

另一个我觉得有帮助的方法是讨论我作为心理治疗的病人的经验，我会这样说："我知道你想到我要比我想到你的时候多，你在治疗之外幻想和我进行的对话也远多于我幻想与你交谈，这些都会让人觉得不公平和不平等。但是这正是这个过程的性质。在我作为病人接受治疗的时候，我和你有相同的体验，当我坐在病人的位置上时，我强烈期望我的治疗师能够更多地想到我。"

14. 利用"此时此地"

　　"此时此地"(here-and-now)是最主要的治疗力量,也是治疗师(和病人)最好的伙伴。它对有效的治疗十分重要,有必要用比其他话题更多的篇幅对它进行详尽讨论。

　　"此时此地"指的是在此处(在办公室、在关系中、在你我之间的空间内)且在治疗当时发生的事件。这基本上是一种非历史性的角度,不强调(但并非抹杀)病人的生活史和生活事件的重要性。

15. 为什么要利用"此时此地"？

利用"此时此地"主要建立在以下假设的基础上：(1)人际关系的重要性；(2)治疗可以被看作一个微型社会。

对于社会学家和当代治疗师来说，人际关系具有无可非议的重要性。从任何一个专业取向出发，不管是研究灵长类动物、原始文化、个人发展史还是当前生活模式，社会性动物是我们的内在本质。我们周围的人际环境——伙伴、朋友、老师、家庭——对我们成长为什么类型的人都有重要的影响。我们的自我形象在很大程度上构建于生命中重要他人对我们的评价之上。

大多数寻求治疗的病人在人际关系上都存在根本问题。在很多情况下，人们陷入绝望是因为他们不能与他人建立并维持持久且满意的关系。建立在人际关系模型上的心理治疗以移除阻碍人们建立令人满意的关系的障碍物作为目标。

第二条假设，即治疗可以被看作一个微型社会，指的是（只要我们不把治疗搞得过于结构化）病人的人际关系问题终将表现在治疗关系的"此时此地"。如果病人在自己的生活中有种种不适当的人际关系表现，例如，要求过多、过分担心、傲慢、自我贬低、喜欢挑逗异性、喜欢控制他人、过分苛刻，等等，这些特点就会渗入病人和治疗师的关系中。这种观点从根本上说是非历史性的：没有必要获得广泛的生活史以便理解病人的非适应性人际模式，因为它们很快就会充分地并且真切地表现在治疗中的"此时此地"。

总的来说，利用"此时此地"的理由是，人的问题其实很多是关系的问题，而关系的问题总会在治疗中的"此时此地"表现出来。

16. 利用"此时此地"——增强敏感度

治疗中的第一步是发现病人现实生活的人际问题在治疗中相对应的"此时此地"的表现。治疗师培训的重要部分就是学会聚焦在"此时此地"。你必须增强对"此时此地"信息的敏感度。治疗中的每时每刻都蕴藏着丰富的信息:想想病人是如何与你打招呼的,如何落座,是否巡视周围环境,如何开始和结束每一次治疗,如何叙述他们的生活史,如何与你交流。

我的办公室是一个独立的小屋,通过一条曲折的花园小径与我的住所相连。因为每个病人在来之前都要走过同一条小径,多年来给了我很多信息用于比较。大多数病人都会谈到他们路过的花园,例如,一蓬蓬盛放的薰衣草,紫藤的馥郁香气,紫色、粉色、珊瑚色、深红色等种种缤纷的色彩。不过也有些人对这些只字不提。在病人第一次来之前,我会给所有人相同的路线指引:沿着某街一直开，经过某路后再开半里左右就到了某路，然后向右拐，你会看到街角有一个费里斯卡的招牌（一家有名的餐馆）。同样，有些病人对我的路线指引有所评论，有些则没有任何评论。一个病人在治疗早期（他同时还抱怨说花园的小路十分泥泞）就直接对我说："你为什么选择了费里斯卡餐馆作为一个标志物而不是泰克·蒂欧快餐店？"（泰克·蒂欧是另一边街角的一家墨西哥快餐店的招牌。）

为了增强敏感度，请记住：同样一个刺激会引发不同的反应。如果人们面对同一个复杂刺激，他们可能会有非常不同的反应。这种现象在团体治疗中尤为明显，因为在团体治疗中，所有成员在很多时候会同时经历同一事件。例如，一个成员开始哭泣，或者一个成员迟到了，或者有人直接挑衅治疗师，而其他成员对这些事件的反应会表现出极大的差异。

为什么会有这样的事情发生呢？唯一可能的解释是：每个人都有不同的内部世界，同一个刺激对不同的人具有不同的意义。在个体治疗中，这一原则仍然有效，只不过事件是依次发生的而不是同时发生的。（也就是说，同一治疗师的很多病人可能会在不同的时间遇到相同的刺激。治疗就像生活中的罗夏墨迹测验——病人把自己无意识的知觉、态度和意义投射在治疗中。）

因为我所有的病人面对的都是一个人（我假设自己是相对稳定的），得到同样的路线指引，走过同一条小路到我的办公室，进入了装潢相同的同一个房间，所以我的假设是病人的特殊反应能够提供大量的信息，可以将其作为一种途径，借此使治疗师了解病人的内部世界。

有一次，我的纱门的门闩坏了，使得门没有办法完关上。我的病人以不同的方式对此进行反应。一个病人每次都会花很长时间试图把它关好但没有成功，然后就会向我道歉，好像是她把门闩弄坏的一样。一些人根本就忽略了这一点。还有一些人每次都向我指出这个问题，并建议我赶紧把它修好。也有一些人觉得很奇怪，为什么我拖了这么长时间也不去修。

就是最为常见的纸巾盒，也可以成为丰富信息的来源。一次，一个病人向我道歉，因为她在拿出一条纸巾的时候轻微挪动了纸巾盒的位置。另一个病人拒绝使用最后一张纸巾。还有一个病人不肯从我手中接过纸巾，她说可以自己去拿。有一次，我忘了换掉空的纸巾盒，一个病人连续数周都在调侃这件事。"你这次终于没忘。"或者"一个新的盒子！你一定觉得今天会是一次让人感到沉重的治疗吧！"另一位病人则给我带来两盒纸巾作为礼物。

我的大多数病人读过我写的书，他们对我作品的评论也为我提供了丰富的材料。一些人因为我的作品很多而觉得很敬畏。一些人表示，他们担心在我眼中他们没有什么意思（与我作品中的人物相比）。一个病人告诉我，他在书店读了我某本书的片段，不过他并不打算买，因为他"已经在治疗室里有所贡献了"。另一些病人根据经济学的稀缺原则，表示讨厌我写的书，因为那里面描述的我和其他病人的亲密关系意味着我只有很少的爱留给他们。

除了对办公室环境的种种反应之外，治疗师还可以从其他一些常见的参照点上获得信息（例如，治疗的开始和结束、交费等）。当然，最为精巧复杂的工具，也是心理治疗中的安东尼奥·斯特拉迪瓦里之琴 *，就是治疗师自己。之后我会谈到如何使用和照顾这件"工具"。

---

* 指Antonio Stradivari或其家族所制的小提琴，是最为名贵的小提琴之一。——译者注

17. 寻找"此时此地"的事件

当病人谈到与另一个人的不愉快交往时，治疗师应该如何反应？通常，治疗师会深入探查交往的情境，并试图帮助病人理解他（或她）在交往中的角色，寻找可能的其他行为选择，探询无意识的动机，猜测另一个人的动机，寻找相似的模式（即病人在过去所创造出来的相似情境）等。这种策略虽然经受了时间考验一直被使用，却有着一些局限：整个工作倾向于过度理性化，而且整个工作通常建立在病人所提供的不准确信息的基础之上。

"此时此地"提供了一个更好的工作方式。常见的策略是找到病人生活中的非适应交往在"此时此地"的对应表现。如果能够找到的话，整个工作就会更加准确和及时。下面举几个例子：

基思和永远的抱怨　基思是我的一个长程治疗病人，也是一位执业治疗师。他在治疗中提到了他和自己已经成年的儿子之间的一次冲突。他的儿子第一次宣称要负责安排整个家庭一年一度的钓鱼和野营之旅。虽然基思为儿子的成长感到高兴，并且因为卸下了担子而感到轻松，但是他并不能完全放弃控制。当他强力坚持更改儿子的计划——更早开始旅行并且换一个野营地点的时候，他的儿子当场爆发了，大喊父亲过分干涉和控制。基思对此十分恐慌，并且确信他永远失去了儿子对他的爱和尊重。

我在这种情境下能做些什么呢？长程治疗的任务是探索为什么基思没有办法放弃控制，这一点我们以后还会谈到。但是眼前的任务是提供一些支持，并且协助基思重新建立平和的关系。我决定帮助基思重新看待整个事件，帮助他理解这次冲突只是他与儿子长期亲密交往过程中的一次小插曲。不过我认为细致地、无休止地分析这次事件并不够，并且我也从来没有见过他的儿子，只能猜想他儿子的实际感受。最好的方法是找到这个未解决事件在"此时此地"的对应表现，并且对此进行工作。

但是什么样的"此时此地"可以对应这个事件呢？这是需要敏感度的时候。正好我最近转诊给了基思一个病人，结果在几次治疗之后，这个病人就放弃了。基思因为失去这个病人而感到极度焦虑，并且在"坦白"这个事件之前为此痛苦了很长一段时间。基思相信我会非常严厉地评判他，我不会原谅他这一次的失败，我再也不会把病人转诊给他了。请注意，这两个事件具有象征性的相似之处。基思每一次都认为单一的行为会永远损毁他在自己所重视的人眼中的形象。

我选择提出这个"此时此地"的事件，因为它即时而准确。在这个事件中，我是基思焦虑的对象，我能够了解自己的感受，而不受限于他对儿子感受的猜测。我告诉他，他完全误会了我，我毫不怀疑他的敏感性和热情，我相信他可以把临床工作做得很好。因为一件事情就忽略我和他的长期交往经历是不可想象的。而且我说以后我还会转诊给他病人。在最后的分析中，我明确感到这个"此时此地"的治疗工作要比分析"那时那地"他和儿子之间的危机强有力得多。即使基思完全遗忘了我们对他和他儿子这次危机的任何理性分析，他也还会记得我们对这个"此时此地"事件的分析。

爱丽丝与粗鲁　爱丽丝是一位60岁的寡妇，正在绝望地寻找下一任丈夫。她抱怨自己和男性的关系总是失败，男人会不给任何解释地从她的生活中消失。在第三个月的治疗中，她又一次遭受了打击。她最新的男友莫里斯对她总是抱怨物价、不知羞耻地插队以及在旅行车上争抢最好的位置感到十分懊恼。在共同旅行结束之后，莫里斯离开了她，而且再也不回她的电话了。

在对她和莫里斯的关系进行分析之前，我先转向自己和爱丽丝的关系。我也感觉自己想摆脱和她的关系，并且会愉快地幻想她宣布自己中止治疗。虽然她已经粗鲁地但是成功地让我同意大幅降低治疗费用了，但是她仍会告诉我向她收取这么多费用是多么地不公平。她从来不会忘记评论治疗费用，要么就说我是不是在那天已经挣到了很多，要么就是说我不愿意给老年人优惠。而且，她还会在治疗即将结束的时候提出紧急的事情或者给我东西让我去读（用她的话说，"用你的时间去读"，给我的东西包括她记录的梦、关于寡居生活的文章、对治疗的记录以及关于弗洛伊德观点的纠错文章），借此来索取额外的时间。总的来说，她毫无敏感性，并且就像对莫里斯一样，她把我们的关系变成某种"粗糙"的东西。我知道这种"此时此地"的现状是我们需要处理的。我们对她如何破坏了我们之间的关系进行了温和的讨论，而且这种讨论非常有效。几个月后，一些老先生非常惊讶地接到了爱丽丝的道歉电话。

米尔德里德和缺少治疗参与 米尔德里德在儿童期曾经被性虐待过，她在和丈夫的躯体接触上有很大的困难，以致他们的婚姻濒临破裂。每当他丈夫带有性意味地抚摸她时，她都会感到重新经历了过去的创伤性经历。这使得处理她和丈夫之间关系的工作十分困难，因为这意味着她要先摆脱过去经历的困扰，这可是个让人头痛的事。

当我检验我和她在"此时此地"的关系时，我发现她和我交往的方式与她和她丈夫交往的方式有很多相同之处。我在治疗中总是觉得自己被忽略了。虽然她能够很投入地给我讲故事，而且最后总会让我觉得很愉快。但是我觉得很难有和她相联结及亲近的感觉。她总是长篇大论，随性而行，从来不问和我相关的问题，似乎对我在治疗中的体验没有一点感觉或者好奇心。当我逐渐聚焦在我们之间的关系以及我如何感觉被她"拒之门外"之后，米尔德里德开始了解自己如何"放逐"了丈夫。有一天在治疗开始的时候，她说："我也不知道为什么，但是我刚刚有了一个重要的发现，就是当我和老公做爱的时候，我从来不会看他的眼睛。"

艾伯特和被压抑的愤怒　艾伯特到我的办公室要花1个小时的时间。当他觉得自己被别人利用的时候，他总会感到惊恐。他知道自己充满了愤怒，但是不知道该如何表达。在一次治疗中，他描述了和一个女性朋友的让人沮丧的关系，在他看来，她总是牵着他的鼻子走，但他却因为恐惧而无法把他的感受告诉她。这对我来说似曾相识，许多次治疗以来，我们一直在讨论同样的内容，我总是觉得没有给他什么帮助。我可以感到他对我的失望：他暗示说他和许多朋友谈过，谈到了在治疗中提及的所有东西，并且他们最终建议他谴责她或者干脆脱离这段关系。我试着替他说一些话：

"艾伯特，让我看看我是不是能够猜到你在这次治疗中的感受。你跑了1个小时来见我，并付给我很多钱。但是我们似乎在原地打转。你觉得我对你帮助不大。我和你的朋友说类似的话，而且他们是免费的。你已经对我失望了，甚至因为我给你的帮助太少而感觉被敲了竹杠，因此对我很愤怒。"

他微微笑了一下，承认我的话基本上准确。我请他用自己的话重复，他战战兢兢地照做了。我告诉他，虽然我没有能够给他所期望的东西，对我来说这并不是愉快的事情，但是我很喜欢他把这些事情直接告诉我，两个人坦诚相待，感觉会好很多。而且不管怎么说，他的感受还是被间接传递给了我。整个过程对艾伯特来说很有帮助。他对我的感受类似于他对那个女朋友的感受。把这些感受表达出来，又没有遇到灾难性后果，这对他来说是有意义的经验。

18. 处理"此时此地"的问题

到目前为止，我们已经讨论了如何在"此时此地"发现病人的重要问题。但是在发现了重要问题之后，我们应该怎样处理呢？我们如何在治疗中使用这些"此时此地"的观察呢？

范例1 回想之前我曾经描述过的情景，治疗室门闩坏了，一位病人每周都去摆弄它，每次都会因为没能把门关好而向我道歉。

> "南茜，我有些好奇，你为什么会向我道歉。我办公室的门坏了，是我自己在拖延一直没有修好它，可是听起来似乎这些都是你的错。"
> "是啊，我也知道这一点，但是我忍不住会这样做。"
> "你有没有想过为什么会这样呢？"

"我觉得可能是因为你对我太重要了，治疗对我也太重要了，我要确定我不会惹你不高兴。"

"南茜，你能猜一猜每次当你道歉的时候我会怎么想吗？"

"这可能会让你很生气？"

我点头。"是的。不过你似乎回答得很快，这对你来说似乎并不是一种陌生的经验。是不是之前发生过类似的事情？"

"我从前也听到过许多次（别人对我这样说）。至少我的丈夫无法忍受这一点。我知道我让很多人感到很生气，但是我仍然一直这样做。"

"所以，表面上是道歉和礼貌，但最后你总是会激怒其他人。而且，虽然你知道这一点，你还是难以停止这么做。我感到这样做对你来说肯定会有一些补偿。会是什么样的补偿呢？"

这一次治疗和以后的几次治疗开创了一些新的有价值的发展方向，尤其是谈到她对所有人的愤怒，不管是对她的丈夫、父母、孩子还是对我。她谈到我的门闩一直不修让她多么地恼怒，不仅仅是门，还有我乱七八糟的书桌，堆满的一摞摞杂乱的书籍。她也谈到当我们工作得不够快的时候，她感到多么的不耐烦。

范例2 路易丝已经进行了几个月的治疗，她总是在批评，批评我办公室的摆设、房间里难看的色调、凌乱的桌子、我的衣着、我开出的支票不正规不完整，等等。有一次她告诉我，她刚开始了一段新的恋情。在陈述的过程中，她说：

"虽然我不想这样说，但是我不得不承认，我现在的状况有所好转。"

"我不大明白你说的'不得不'是什么意思。为什么'不得不'？似乎你很难对我和我们在一起的工作说出一些正面的话。你怎么看这一点？"

没有回答。路易丝摇了摇头，沉默着。

"把你的想法说出来，路易丝，你想到的任何事情。"

"好吧，你听了一定会志得意满的，我不想这样。"

"继续说下去。"

"你赢了，我输了。"

"赢和输？我们在打仗吗？我们为什么打仗？这场战争背后隐藏了些什么东西？"

"我不知道，只是我自己的一部分总是在那里，嘲笑其他人，寻找他们身上不好的地方，看到他们污秽不堪而又对此毫无知觉。"

"对我也是？我记得你一直在批评我的办公室，批评小路，你不会忘记提泥巴的事，可是从没有谈到过外面盛开的花朵。"

"我对我的男朋友也总是这样。他给我带来礼物，可我总是不由自主地注意到他对礼物的包装是多么漫不经心。上一周我们吵了一架，因为他给我烤了一个面包，我却无情地嘲笑面包角上的一小块烧焦的地方。"

"你总让自己的一部分发言，而强迫另一部分——那个能够欣赏你男朋友为你烤的面包、那个喜欢我欣赏我的一部分保持沉默。路易丝，让我们回到刚才，你说你'不得不'承认自己有所好转。那么告诉我，如果你解除加在自己积极的一面上的束缚，直接地、没有'不得不'地说出来，会怎样。"

"我觉得危机四伏。"

"就想象一下你以这样的方式对我说话。你想象到了什么？"

"我在亲吻你的嘴唇。"

在接下来的几次治疗里，我们讨论了路易丝对亲密关系的恐惧：害怕要求太多；害怕自己无法餍足的渴望；害怕她对父亲的爱；害怕如果我真的知道她有多么需要我的时候，我会跑掉。注意，在这个范例中，我提到的事件发生在过去的治疗中。"此时此地"的工作并不总是非历史性的，因为它可能会涵盖任何在我与病人的关系中发生的事件。正如萨特所说，"内省永远是回顾性的"。

19.“此时此地”能推动治疗

处理“此时此地”永远比处理一个更为抽象或者更为追溯性的事件让人兴奋。这一点在团体治疗中尤为突出。让我们回顾一段团体治疗工作的往事。在1946年，康涅狄格州组织了一个工作坊，目的是找出缓解工作场合中的种族紧张气氛的方法。参与者提出了一个叫作“回家”的问题，然后由著名心理学家库尔特·勒温（Kurt Lewin）和一些社会心理学家领导若干个团体对这个问题进行讨论。团体领导和团体观察者（不包括团体成员）在晚上进行团体后的讨论，不仅仅讨论白天团体的内容，还会讨论团体进行的过程（内容指的是实际的词汇和表达的概念；过程指的是说出词汇和表达概念的个体之间关系的性质）。

关于晚上讨论的事情被团体成员知道了，两天之后，团体成员也要求参与。犹豫了很久之后（这个安排在当时是前所未有的举措），他们的要求被批准了，团体成员可以现场观察团体领导和研究者是如何讨论自己的。

对于这个历史性的事件，已经有几篇发表的文章进行了陈述，其中讨论了"此时此地"的重要性。所有的人都认为参与讨论是激动人心的，团体成员听到自己和自己的行为被他人讨论时十分兴奋。很快，他们不满足于保持沉默，而是会加入类似于"不，我不是那么说的"或者"那不是我想表达的意思"等评论。很快，在场的社会心理学家们意识到，他们发现了教育（同时也是治疗）的一条公理，即我们应亲身参与到与他人的互动之中，并且观察和分析这一交互的过程，这种方式最有助于我们了解自己和自己的行为。

在团体治疗中，讨论"回家"问题的团体和"此时此地"（即讨论团体过程）的团体之间的差异十分明显。"此时此地"的团体被激活了，团体成员真正参与其中，当（通过访谈或者通过研究工具）被询问的时候，团体成员总是认为在关注过程的时候，整个团体有了活力。

几十年前，在缅因州的贝瑟尔举行了为期两周的团体实验，人们很快就发现：从成员的兴趣和热情来看，过程团体的力量与吸引力要显著地高于实验中的其他团体（例如，理论团体、实践团体或者问题解决团体）。过程团体最早被称作敏感训练团体（即人际敏感度训练团体），然后被称作 T－团体，之后被卡尔·罗杰斯称为会心团体。实际上，人们通常会说"T－团体占据了整个实验的绝对主导地位"。人们想要与其他人进行互动，对这种互动给出并接受直接的反馈，让人感到很兴奋，想要了解别人是怎么看待自己的，想要卸除假面让彼此更加亲近。

许多年前，当我在急诊病房工作时，我试图发展一种更为有效的模式来领导短程治疗团体。我参观了全国医院里的几十个团体，发现没有一个团体是真正有效的。每次团体会谈都采用了"轮换"或者"依次登记"的形式，这样成员会按顺序讨论一些发生在过去的以及其他地点的事件，例如，幻觉的体验，或者是过去的自杀倾向，或者是入院原因。其他的成员沉默地听着，通常都没有什么兴趣。最后在一本有关住院病人团体治疗的书里，我制订了一种以"此时此地"的方式组织的团体治疗，成员是处于精神疾病急性期的病人。我认为这种方法大大地促进了成员的参与度。

这个结论对个体治疗同样有效。当治疗重点放在了治疗师和病人之间的关系上时，治疗总像被激活了一样。我的另一本书《日益亲近》描述了我和我的一位病人分别记录对每一次治疗的总结。每当我们阅读并且讨论对方的观察的时候，也就是每当我们关注于"此时此地"的时候，接下来的治疗就会十分活跃。

20. 把你的感受作为信息

在治疗中，我们的重要任务之一就是关注我们当时的感受，它们是无价的资料。如果在一次治疗中你感到厌烦、愤怒、迷惑不解、有性唤起，或者感到被你的病人"拒之门外"，你可以把这些作为重要的信息使用。这就是为什么我如此强调治疗师自己也要进行个体治疗。如果你对自己有深刻的了解，消除了大部分盲点，并且对于作为病人的体验有一个很好的了解，那么你就会知道厌烦或者迷惑有多少是因你自身而起，有多少来自病人。对这一点进行区分十分重要，因为如果是病人引起了你的厌烦，你就可能十分自信地确定在其他的场合，病人也会让他人厌烦。

所以不但不用因为厌烦而感到沮丧，反而应该欢迎厌烦的出现，并且想办法把这种感受转化成为对治疗有益的东西。你是什么时候开始感到厌烦的？病人到底做了些什么让你感到厌烦？当我感到厌烦的时候，我可能会说：

> "玛丽，让我告诉你一些事情。在过去的几分钟里，我注意到我一直觉得没有真正地和你交流，和你有些距离。我不知道是什么原因，但是我知道我现在的感觉和治疗刚开始的时候很不一样，那个时候，你在描述你没有从我这里得到你想要得到的东西。现在的感觉和上一次治疗也不一样，上次你更多地发自真心地和我说话。我想要知道，你觉得今天和我有距离感吗？你的感觉和我类似吗？让我们试着看看到底发生了什么。"

几年前，我曾经给一位成功的商人马丁做过治疗。他在计划治疗的那天不得不出差，就请我把治疗时间安排到那周的另外一天。可是如果我这样做的话，势必给我自己的工作安排造成很大的不便，所以我告诉马丁，我们可能不得不错过这次治疗了，从下周开始仍然在常规的时间见面。但是之后，当我重新回顾这件事的时候，我意识到对其他的病人，我会毫不犹豫地改变我自己的工作安排。

为什么对马丁我就不能这样做呢？是因为我根本不期望见到他。他身上某种卑劣的东西简直把我榨干了。他永远不会停止批判我、我办公室里的家具、没有停车位、我的秘书、我的收费。而且每次治疗开始的时候，他都会指责我上周犯的错误。马丁给我的这种疲累感有着重要的意义。他来进行治疗的原因是与一系列女性交往失败,他觉得这些女人没有一个给了他足够多的东西。没有一个人合理地分摊就餐或者购买杂物的费用,没有一个人给他的生日礼物和他送给她们的生日礼物等值(要注意的是,他的收入比其前女朋友们的收入高好几倍)。当他和女友一起旅游的时候,他坚持每个人把等值的现金存入一个共同的账户里,旅行中所有的费用,包括汽油费、停车费、维修车的费用、小费,甚至买报纸的钱,都要用这个共同的账户支付。而且,如果女朋友没有和他公平地分担旅行中驾驶、制订旅程计划或者查询地图等工作,他也会抱怨个不停。最后,马丁的这种不慷慨、对绝对公平的执着以及他毫无休止的批评,使得他生活中所有的女友都离开了他。而他对我的所作所为没有半点差别。这是一个自我实现预言的绝佳例子,马丁十分害怕不被关心,但是他的所作所为恰恰把其他人的关心都赶跑了。正因为我意识到了这个过程,我才不会以一种私人化的方式来进行反应,即不会以批判的态度进行反应。我意识到,这是他一直以来重复的模式,而他在心底是希望改变的。

21. 对"此时此地"的评论要谨慎措辞

对"此时此地"的评论是治疗关系中的一个独特成分。我们很少被允许（更不要说被鼓励）在人和人的交往情境中去评论对方做出的行为。这种体验让人感到解放、甚至会有些兴奋，这也就是为什么会心团体对人具有如此深刻的影响。但是这种方式也让人觉得有危险，因为我们并不习惯给出或者接受反馈。

治疗师必须学会以一种关怀的和可接受的方式进行评论。让我们回顾一下上一节我在关系中感到厌烦时所给出的反馈：我避免使用厌烦这个词，这不是一个建设性的词语，听起来倒像是一种指责，可能有意无意地（或者应该）引起一种类似于"我可不是为了娱乐你才花钱找你的"的反应。

我更倾向于使用类似于"有距离的"、"被拒之门外的"或者"没有建立联结的"，这些词不但表达了希望更亲近、联结更紧密、更投入的意思，病人也不会因为这些词而恼怒。换句话说，你只需要谈到自己是如何感受的，而不是病人做了些什么。

22. "此时此地"给治疗提供丰富的材料

"此时此地"发生的所有事情都可以用于治疗。有的时候最好在当时就提出评论，还有些时候暂时不必谈，可以留待以后再来谈这个事件。例如，如果一个病人因为过于痛苦而哭泣，最好暂时保留"此时此地"的评论，等到可以回顾这个事件的时候再进行评论。"汤姆，我想谈谈上周发生的事情。上周发生了一些不同寻常的事情。你信任我，并比平常表达了更多的情感，你第一次在我面前哭了。你能告诉我，这给你带来了一种什么样的感觉吗？在这儿放下防御的感觉是怎样的？允许我看到你哭泣是一种什么样的感觉？"

记住，病人可不是在真空中哭泣或者表达感情的，这一切都是在有你在场的情况下发生的，只有对"此时此地"的探索才可能使我们充分抓住情感表达的含义。

考虑另一个病人，她在一次治疗中受到了很大的震撼，治疗结束的时候，她要求和治疗师拥抱一下，而这种行为和她的风格是很不相符的。如果我觉得拥抱并没有问题的话，我会拥抱病人，但是之后总会在某个时候，通常是下一次治疗的时候，再次谈到病人要求拥抱的行为。记住，有效的治疗包含着如下的过程：情感唤起、被体验、被分析、被整合。治疗师要等多长时间才能够开始对情感事件进行分析呢？这要依据临床经验进行判断。通常，当涉及深层次的情感时（例如，痛苦、悲伤、愤怒和爱），最好等到情感的高潮退去、防御消失的时候，再开始分析（参见"40.反馈：趁'凉'打铁"）。

简是一个愤怒的、意志消沉的女病人，经过了几个月的治疗之后，她才建立了对我的足够信任，才能向我吐露她的绝望。我一次又一次地被感动，想要给她提供一些安慰，但是每一次都失败了。每次我尝试的时候，总是受到她的攻击。不过，我等了许多周才告诉她我的观察所得，因为她非常的脆弱，而且对任何批评都非常敏感。

所有的事情，尤其是包含了丰富情感的时刻，都能够给治疗提供丰富的材料。在治疗中会出现很多无法预期的事情或者反应：治疗师可能会收到来自病人的愤怒的电子邮件；治疗师可能不能给病人提供所期望的支持；病人可能认为治疗师是全知全能的，不会质疑治疗师、挑战治疗师；治疗师可能会迟到，可能会在账单上出错；治疗师甚至可能在同一时间安排了两位病人。虽然我在经历这种事件时会感到不舒服，但我仍然觉得如果我能够以适当的方式提出这些事件，我就有信心把它们转化成为治疗工作中的有用的材料。

23.在每次治疗中检查"此时此地"

即使对于富有成效的、没有问题的治疗，我也会去追问"此时此地"的事件。在即将结束的时候，我总会说："让我们来看一看我们做得怎么样。"或者"对于我们今天的工作和在一起的过程你有什么感受吗？"或者"在我们结束之前，让我们先看一看在我们之间发生了什么？"或者如果发现有困难，我可能会说，"在我们结束前，让我检验一下我们今天的关系。你谈到有些时候感到离我很远，有些时候很近。今天怎么样呢？今天，我们之间的距离有多远？"根据回答，我可能会继续探索关系之中的任何障碍或者没有表达出来的对我的感受。

即使在治疗刚开始的时候，我也会以这种方式进行工作。实际上，在会谈开始的时候建立这种模式（询问"此时此地"事件）十分重要。在最初的会谈中，我一定会去询问病人是如何决定到我这里来的。如果是同事或者朋友转介过来的，我想要知道病人从他人那里对我有哪些了解、有哪些期望，以及在第一次治疗中对我的感受是否和这些期望匹配。我通常会说："开始的会谈是一次双向的访谈。我访谈你，但同时也是你评估我、开始考虑和我工作会是什么样的一个机会。"这句话的效果十分好，病人通常对此都会点头同意。但是，我通常会接着说，"我们能来看一看你迄今为止的感受吗？"

我的许多病人是在读了我的书之后来找我的，因此，"此时此地"的一个部分是询问："书里讲了什么？是书里的哪一部分让你到我这里来的？我本人和你的期望是否一致？你对同时又是一个写作者的治疗师有什么顾虑呢？对此，你有什么问题要问我吗？"

自从许多年前，我在书里记录了病人的故事之后（《爱情刽子手》），我便开始假设新的前来咨询的病人会担心自己被写成什么样子。我向病人保证遵循保密原则，并且保证我从来不会在没有病人同意的情况下写出他们的故事，而且一定会非常小心地隐瞒其真实身份。但是很快，我就发现病人的担心与此截然不同，通常他们会较少担心自己被写入书中，而是更多地担心他们自己够不够有趣到被我选作写作对象。

24.你告诉了我什么谎言?

在心理治疗的过程中,病人可能会说出一些他们在生活中说谎(或者隐瞒,或者歪曲相关信息)的例子。使用对"此时此地"的敏感性,我发现这种坦白给了我绝佳的机会去询问他们在治疗中告诉我了什么谎言。因为羞耻,因为病人希望我以某种特定的方式看待他们,他们总会在治疗中有一些隐瞒。对于这种隐瞒的讨论总是能够引发一次对治疗有益的讨论,通常我们会回顾治疗关系的历史,并且对治疗关系以及对之前治疗中出现的其他重要主题进行重新处理和调整。

治疗师的敏感性就是检验治疗中所有的材料,找到"此时此地"的事件,只要可能,就抓住机会对治疗关系进行检验。

25. "空白屏幕"？忘掉它吧！真实一些！

　　"空白屏幕"的概念是关于治疗师与病人之间完美关系的第一个模型（现在已经被废除了）。它要求治疗师保持中立、或多或少地隐匿自己，希望病人可以把重要的移情投射在这个"空白屏幕"上。一旦移情（早期与父母关系在当前的显现）发生在治疗中，就可以用作分析，治疗师就可以更加准确地重构病人的早期生活。如果治疗师把他（或她）作为一个独特的个体进行展现，病人的投射会更加困难（当时认为是这样的）。

　　但是忘掉"空白屏幕"这个概念吧！对于有效的治疗来说，不管是现在还是以后，它都不是一个好模式！利用当前的移情重构过去是一种古老的、已经被抛弃的观点。过去治疗师被看作考古学家，他们耐心地打扫掉几十年来的"尘埃"，试图理解（同时以一种神秘的方式去除）最初的创伤。更好的模式是把对过去的理解看作是为了理解当前的治疗关系。但是所有这些考虑都不足以让我们牺牲治疗中真诚的人际互动。

弗洛伊德自己是否遵从了"空白屏幕"的模式呢？一般来说，他没有遵守。我们阅读他对治疗的叙述（例如，在《歇斯底里研究》中对治疗的描述）或者读接受过弗洛伊德的精神分析的人对分析的描述就可以知道了。

想想弗洛伊德在做出了一个特别深刻的解释之后，就会给他的病人一支"庆祝的"或者"胜利的"雪茄。想想在有了一个启发性的洞见之后，他会制止病人冲向其他话题，而是让他们慢下来，和他一起欣赏这个洞见的"柔光"。精神病学家罗伊·格林科（Roy Grinker）曾经向我描述过他接受弗洛伊德分析的时候发生的一件事情。弗洛伊德的狗在治疗的时候总会待在治疗室里。那天，这条狗在治疗中走到门口，于是弗洛伊德站起身来，给狗把门打开。几分钟后，狗又开始挠门，要求再进来，弗洛伊德站了起来，打开了门，然后对罗伊说："你看到了吧，刚才它不能忍受继续听这些阻抗的垃圾。现在它又回来再给你一次机会了。"

在《歇斯底里研究》的案例中，弗洛伊德以个人身份直接进入了病人的生活。他会向病人提出有力的建议；为了病人，他会干预家庭成员；他尽力出席能够见到病人的社交场合，以便在其他情境下见到病人；他要求一个病人拜访公墓，在一个死去的孩子的墓前沉思。

早期的"空白屏幕"模式在20世纪50年代受到了一个没有预

料到的来源的强化。当时卡尔·罗杰斯的非指导性治疗的模型要求治疗师提供最少的指导，通常把干预限定在对病人的最后一个词进行回应。随着作为治疗师的他变得更加有经验，他很快完全放弃了这种毫无卷入的姿态，而采用了一种更为人本的互动方式。但是，直到他去世，对非指导性取向的各种笑话、嘲弄的模仿和误解一直缠绕着他。

在团体治疗中，非常明显的是：团体治疗师的任务之一是表现出团体成员以后可以作为模仿对象的行为。在个体治疗中，虽然不那么突出，但也同样如此。关于心理治疗结果的大量文献支持了这样一个观点：治疗师的坦白会引起病人的坦白。

我一直为治疗师的真诚而兴奋不已，我尝试以不同的形式进行自我暴露。也许我这种兴趣的根源来自团体治疗的体验。在团体治疗中，尤其要求治疗师真诚。团体治疗师有着非常复杂的一整套任务，他们必须关注每个团体成员的利益，还需要创造和维持团体这样一个社会系统，所以，他们必须努力建立规范，尤其是像自我暴露这样的规范，因为它对于成功的团体体验是必须的。而对于建立行为规范，没有比以自己为模范更为有效的方法了。

我自己对于治疗师自我暴露的实验起源于我对学生观察治疗团体时获得的反应。心理治疗培训项目很少给予学生机会观察个体心理治疗过程，因为治疗师坚持认为，隐私和亲密是个体治疗不可缺少的组成部分。但是几乎所有的团体培训项目都提供了团体观察的机会，观察或者通过单向玻璃、或者通过事后回放录像带进行。团体治疗师当然必须获得成员对观察的许可，团体成员通常都会很不情愿地同意被观察。通常，团体成员憎恶观察者，经常报告说感觉自己像是"豚鼠"。他们质疑治疗师首先忠诚于团体成员还是学生，他们对于观察者（和团体领导）在之后的讨论中谈到的和他们有关的评论也十分好奇。

为了消除这种团体观察带来的弱点，我请团体成员和学生在每次治疗结束之后换房间，由团体成员观察我和学生一起讨论团体。在下一次的团体会谈中，团体成员对于这种观察表现出了强烈的反应，于是我迅速调整了模式，邀请团体成员进入会议室观察讨论，并且可以对学生的观察进行回应。很快，团体成员开始给学生反馈，不仅针对学生观察的内容，还会针对学生观察的过程，例如，与治疗团体相比，学生对团体领导过于恭敬，或者过分谨慎、呆板。

在急性住院病人的病房里，我也采用了相同的模式。我把一次团体会谈分割成了三个部分：(1) 1小时的病人会谈；(2) 10分钟的被观察时间(团体领导和观察者坐在内圈重新讨论团体过程，团体成员坐在外圈观察)；(3) 最后10分钟围成大圈，团体成员对观察者的评论进行回应。有研究者对团体成员进行询问，结果发现大多数团体成员都认为最后20分钟是整个会谈中令其收获最大的时间。

在另一种个体真诚性的模式中，我通常会写一个对门诊病人团体会谈的十分具体的、印象性的总结，并在下一次会谈之前把这份总结发给每一位团体成员。这个技术起源于20世纪70年代，当时我领导着由酒精成瘾的病人组成的团体。在那个时候，所有对酒精成瘾病人的动力学团体治疗的名声都很不好。大多数治疗酒精成瘾的治疗师决定最好由匿名酗酒者互助协会（Alcoholics Anonymous，简称AA）来进行酗酒者的团体治疗。我决定再试一次，采用一种"此时此地"的强化模式，并且把重点从酒精成瘾转向引发酗酒冲动的内在人际关系问题（所有的团体成员都被要求参加AA或者其他项目来控制他们的饮酒）。

以"此时此地"为焦点大大刺激了治疗。会谈令人兴奋而且强度很大。但不幸的是，强度太大了！太多的焦虑被唤醒了，而团体成员正像许多酗酒者一样，很难以酗酒之外的方式控制和忍受焦虑。很快，团体成员在会谈之后就渴望喝酒，并且宣称："如果我再像刚才那次会谈一样进行一次治疗，我就会在回家的路上跑进一个酒馆里。"

看起来，这种"此时此地"的会谈切中了要害，处理了与每个团体成员相关的丰富素材，于是我选择发展某种方式消减治疗带来的威胁感和焦虑。为此，我选用了一系列策略：

首先，在黑板上为每次会谈写一份"此时此地"的议程，包括类似于下面的条目：

让约翰和玛丽继续检查他们之间的差异，但要以一

种较少威胁和伤害的方式对待彼此。

帮助保罗得到一些谈论他自己的团体时间。

其次，回放一些经挑选的团体录像片段。

最后，每次会谈结束后，我口述一份小结，不仅仅包括对团体内容的描述，也包括自我暴露，然后给每位团体成员邮寄一份。我描述了我自己在团体中的体验，包括我的惊讶、我对于自己做出贡献的欣慰、对于我所犯错误的懊恼，或者一些我忽略了的议题、一些被我忽略的成员。

在所有的这些方法中，每周小结是目前为止最为有效的。自那以后，在每周一次的团体治疗中，我会常规性地在下一次治疗之前，给每个团体成员一份上次治疗的小结（如果有另一位团体领导，我们会轮流承担团体总结的任务）。这个总结具有许多方面的益处，例如，它能够增强治疗的连续性，使得团体成员回到上次治疗的主题上来。但是我在这里提到它主要是因为它提供了一种让治疗师自我暴露的方式。

"多重治疗"是另一种以自我暴露为基础的教学方式，并且几年来一直为我所用。在"多重治疗"中，两名指导者和五名学生（精神病学实习医生）对一个病人进行了6次访谈。但是访谈的重点不仅仅在病人身上，我们也关注于检验自己的团体过程，包括类似于学生提问风格、学生彼此之间的关系以及和团体领导的关系、团体中的竞争性和共情性等问题。很明显，限于当前对于医疗保健的经济限制，多重治疗毫无经济前景。但是，作为一种教学方式，它展现了治疗师自我暴露的多方面影响：对于病人来说，这是好的示范，鼓励病人自我暴露；它加速了治疗进程；因为治疗师愿意个人性地进入治疗，这表现了治疗师对治疗过程的尊重。

回想我和病人金妮交换彼此对每次治疗的印象性小结，这种模式对于治疗师的真诚来说也是一种挑战。病人把我如此理想化，把我放在如此高的位置上，使得我们之间根本不可能有真诚的会谈。因此，在我的小结中，我故意暴露了我的一些非常人性的情绪和体验，例如，我的挫败感、我的愤怒、我的失眠、我的空虚感。这次尝试是在我职业生涯的早期进行的，它促进了治疗，而且让我在之后的治疗工作中得到了解放。

我对一个关于治疗师的真诚的大胆实验一直有很浓厚的兴趣，这个实验由费伦克兹（Ferenczi，1873—1933）进行，他是一位匈牙利的精神分析师，是弗洛伊德的精神分析小圈子里的一员，并且可能是弗洛伊德在专业上和私人关系上最为亲密的知己。弗洛伊德更受类似于应用精神分析来理解文化这样的问题吸引，他从根本上说对于治疗持悲观的态度，并且很少发展改进治疗技术的方法。在那个小圈子里的所有精神分析师中，费伦克兹是最为不懈努力寻求治疗创新的分析师。

在他的所有创新之中，最为大胆的一次实验可能就是在他的《临床日记》（*Clinical Diaries*）中描述的1932年进行的一次激进实验。他把治疗师的自我暴露的边界推进到了进行"相互分析"的地步，其形式是他和他的一位病人（一位女性心理治疗师，已经接受了一阵子的精神分析）轮流分析对方。

最后，费伦克兹逐渐气馁并且放弃了试验，主要是因为：(1) 保密性，因为自由联想要求他报告所有流动的、可能和其他病人相关的思想；(2) 费用，费伦克兹为了费用问题很是头痛，到底谁该付给谁费用？

他的病人倒不觉得气馁，她觉得这种设置促进了治疗，并认为费伦克兹之所以不愿意继续进行是因为他担心自己不得不承认他爱上了她。费伦克兹的观点恰恰相反。他说，"不是这样的"，真实原因是他不愿意说出他恨她这个事实。

费伦克兹对于自己试图进行自我暴露的消极反应看起来十分武断和过时。在我的小说《诊疗椅上的谎言》中，我试图在当代治疗中重新进行费伦克兹的实验。书中的主角，一个精神病学家，决定对病人完全真诚，而病人在治疗中口是心非。我的重要意图之一是想要肯定治疗师的真诚最终是救赎性的，即使在最坏的情况下（病人是一个诡计多端的伪病人）也是如此。

26. 治疗师的三种自我暴露

　　如果治疗师对病人保持神秘、掩藏自己，这对治疗会有反作用。所有的理由都支持治疗师向病人暴露自己，没有一个理由支持隐瞒。但是每当我对治疗师谈到这个问题的时候，我都会观察到相当程度的不安，部分是因为自我暴露这个词不准确。治疗师的自我暴露并不是一种单一的行为，而是一组行为，其中有些毫无疑问会促进治疗，有些则是有问题的、可能起反作用的。需要澄清治疗师进行自我暴露的三个领域：(1)治疗的机制；(2)"此时此地"的感受；(3)治疗师的私人生活。让我们逐一检查这三个领域。

27.治疗的机制——对病人要真诚

在陀思妥耶夫斯基的《卡拉马佐夫兄弟》中，宗教大法官声称人总是向往"魔力、神迹和权威"。从历史上看，治疗师也知道这一点，并且把他们治疗的方式包裹在神秘之中。治疗培训和实践在某些方面类似于萨满教，经常在神秘的面纱后进行，而几个世纪以来，西方的医生使用了各种增加敬畏感和使安慰剂效应最大化的方法：白大褂、装点了各种权威证书的墙面、用拉丁文写的处方。

在这本书里，我提出了一个完全相反的对治疗过程的看法。与病人建立真诚的关系本身就要求我们放弃行使魔力、神迹和权威的权利。心理治疗本身就是如此强大，以至完全公开过程和治疗理念就能够得到很多东西。一系列有说服力的心理治疗研究表明，治疗师应该小心地让新病人准备好进行治疗，告诉他们治疗的基本假设、理念以及每个病人如何做能够获得最大的进步。

病人在进入治疗的时候已经带有基本的焦虑，直接把他们推入一个可能产生二级焦虑（指的是除了原有的焦虑之外，还要处理面对心理治疗这样一个不确定的社会情境却没有对于适当行为的指导原则时产生的焦虑）的过程中是毫无意义的。所以最为明智的做法是有条不紊地让病人准备好进入治疗过程。

让新病人做好准备在团体治疗中尤其有效，因为对病人来说，交互式团体情境本身就是陌生而让人恐惧的。新的团体成员，尤其是从前没有团体经验的成员，经常会被团体的力量（例如，团体压力、亲密程度、整体的紧张度）搞得十分焦虑。提供一种减轻压力的架构并澄清治疗程序，对于团体治疗来说具有绝对的重要性。

为个体治疗做准备同样必不可少。虽然病人在治疗之前可能与他人有过紧密的关系，但他们很可能没有经历过一种要求完全信任、完全暴露、没有任何隐瞒、能够检查自己对于另一个人的情绪的所有细微之处并被无条件接受的关系。在最初的几次面谈中，我会谈到重要的基本规则，包括保密、完全自我暴露的必要性、梦的重要性以及需要耐心。因为以"此时此地"为焦点对于有些病人来说可能有些离奇，所以我会解释这么做的原因。如果一个新病人向我描述了人际关系上的问题（几乎所有病人都会如此），我可能会说：

"显然我们要谈的是你和其他人的关系。对我来说，要了解你在关系中的问题的具体性质是很难的。因为我只能通过你的视角来了解你生活中的其他人。有些时候，你的描述可能会在无意中有所偏颇。而我发现，如果我们关注于你和我之间的关系——对这一关系我能准确了解——那么我就可以更好地帮助你。因此，我会经常请你来观察并陈述我们之间发生了什么。"

总而言之，我建议可以完全向病人坦白治疗机制。

28.表达"此时此地"的感受——斟酌判断

　　为了和病人建立真诚的关系，治疗师表达在"此时此地"对于病人的感受是必不可少的。但是这种"此时此地"的暴露不能是毫无判断的，我们并不是为了真诚而真诚。治疗师说的所有话都需要经受一个标准的检验：这种暴露是否有利于病人？在本书里，我一次又一次地强调：治疗师最宝贵的资源就是他（或她）自己。如果在1个小时里，你觉得病人疏远、害羞、有挑逗性、讽刺、害怕、挑衅、幼稚，等等，这些都是有价值的信息，你必须找到方法把这些信息转化成为有治疗作用的，就像我在之前的例子里谈到过的，我告诉病人：我觉得被"拒之门外"；或者觉得和病人的关系更近了；或者病人为了挪动了纸巾盒而不停地道歉让我感到非常愤怒。

临床实例1　一个病人总是向我描述生活中出现的问题，但很少对于问题的发展进行描述。我经常觉得被排除在外，并且感到十分好奇。我想要知道到底发生了什么。例如，他什么时候为了升职的问题直接对抗过他的上司？当他拒绝给他的朋友所要求的贷款时，他的朋友有什么反应？他曾计划找他前女友的室友约会，这个计划有没有实施？也许我的一些好奇心是窥探性的，来自于我想要知道故事结尾的欲望。但是我也觉得我的反应里面包含着重要的信息。他曾经设想过如果他是我会怎么样吗？他难道没有想过我对他的生活是否怀有好奇心？也许他觉得对我来说他并不重要，也许他觉得我就像一台没有情感和好奇心的机器。

最后我和他讨论了所有这些感受（和猜想），我的坦白使他说出了他的想法，他宁愿我不像一个真正的人，因为他一旦在我身上发现任何缺点，他就会对我失去信心。

临床实例2　一个病人在所有的私人和商务活动中都能感到一种弥散的不法感和羞耻感。在我们治疗的"此时此地"，他经常有负罪感，表现在他谴责自己在我们的关系中的不真诚行为。他讨厌自己试图让我感到他聪明的、高智商的行事方式。例如，他喜欢语言，虽然英语是他的第二外语，他仍然极好地掌握了这门语言的精妙之处。在治疗之前，他经常会去查字典，找到一些深奥的词用在我们的讨论中。对于他的自我谴责，我感到非常沮丧。有那么一刻我能够体验到他的负罪感和自我批判的力量，因为在这一点上，我完完全全是一个同谋：从他的文字游戏中，我总能获得很多乐趣，从而鼓励了这种行为。我告诉他这一点，然后同时对我们俩进行治疗："但是我并不是为了收买你才表现得很高兴。毕竟，谁也没有犯罪。我们工作得很好，我们喜欢这种智力游戏又有什么伤害呢？"

一个有天分的治疗师彼得·洛马斯（Peter Lomas）描述了下面一段和病人的对话。这个病人开始治疗的时候使用了他的惯用方式：以一种退缩的、绝望的方式谈起他的孤独感。

> 治疗师："你有没有想过我也会感到孤独？我和你一起坐在这间屋子里，你远离了我。你没有意识到我并不希望这样而想要更好地了解你吗？"

> 病人："没有，你怎么会呢？我不相信。你完全可以依靠自己，你并不需要我。"

> 治疗师："什么让你觉得我可以完全依靠自己？为什么我会和你有差异？我像你一样需要其他人。我想要你不要再远离我。"

> 病人："我能给你些什么呢？我不能想象。我觉得自己一无是处。我的一生一事无成。"

> 治疗师："但是不管怎么说，人们之所以喜欢一个人，并不是因为他的成就，而是因为他这个人，你觉得呢？"

> 病人："是啊，我是这么认为的。"

治疗师："那么你为什么不相信别人会因为你这个人而喜欢你呢？"

治疗师报告说，这次交流戏剧性地缩短了他和病人之间的距离。在治疗结束的时候，病人说："这个世界充满艰辛。"不过他说这话的意思并不是说"我是可怜的、不开心"，而是说"这对你我来说都是一个充满艰辛的世界，不是吗？对你、对我、对在这个世界上生活的所有人来说都是如此。"

29.暴露治疗师的私人生活——要谨慎

对于治疗机制的暴露和"此时此地"的暴露（措辞要合适）看起来直截了当，容易理解。但是对于第三种类型的暴露，也就是对治疗师私人生活的暴露，存在着不小的争论。

如果给治疗师的暴露评分，我肯定会得较高的分数。但是我从来没有觉得自己做了过多的自我暴露。相反，当我分享了自己的一些事情之后，总是会促进治疗。

许多年前，我的母亲去世了。我飞到华盛顿参加她的葬礼，并且花了一段时间和我妹妹在一起。那时，我正在领导一个门诊病人团体。我的合作治疗师是一个年轻的精神科住院医生，他不大确定该怎么做，只是简单地告诉团体说，因为我的一个家人去世了，所以我会有一段时间不在。为了研究和教学需要，团体会谈都进行了录像。回来将近1周之后，我看了那次团体会谈的录像，感觉那是一次富有成效的、被激发出很大能量的会谈。

在下次会谈中该怎么做呢？因为我十分确信隐瞒我母亲的去世会对团体过程造成伤害，所以我决定完全坦诚，并且回答团体成员的所有问题。有一点毋庸置疑：如果一个团体积极地回避某个重要问题，那么没有任何一个问题能够被有效地讨论。

在会谈开始的时候，我告诉所有人我母亲去世了，并且回答了他们的问题。一些人想要知道死亡和葬礼的细节；一些人想要知道我是如何处理这个事件的；一些人询问我和我母亲还有我妹妹的关系。我很坦白地回答了所有的问题，并且告诉他们，我和我母亲相处得十分艰难，这也是我选择住在加州的一个原因，因为加州距离我母亲的住处有4800公里远。我告诉他们，在许多方面，她都是一个十分暴躁的、有很高警觉性的人，但是随着年龄的增长，她的这个特点逐渐减弱。在过去的几年中，我们的关系亲近了很多，我一直是一个尽职的儿子。最后，团体询问他们在会谈中能否为我做点什么。我回答说不用，因为我一直在通过与朋友和家人的谈话处理母亲的死亡。最后，我说我有足够的能量在团体中有效地工作，于是我们转向了团体的问题，而且这是一次十分有建设性的会谈。

多年以后，我使用这次团体会谈的录像来教授团体过程。我十分确定，我的暴露不仅仅为团体移除了一个潜在的"路障"，而且我示范的自我暴露对团体的自我暴露也有所促进。

另一个例子是我在《从对悲痛的治疗中学到的七个教训》（收

录在《妈妈及生命的意义》这本书里）这个故事里描述的，写的是类似的事件。在我马上要见一位丧失亲人的病人之前，我接到了一个电话说我的妹夫去世了。因为我的病人（一位外科医生）正处在危机中（她的丈夫和父亲都去世了），而我去机场的时间充足，所以我决定不改变和她的见面时间。在治疗开始的时候，我告诉她，我的生活中发生的事情，并且告诉她尽管如此，我仍决定和她如期见面。

她立刻愤怒地发作了，指责我试图拿我的悲痛和她的悲痛进行比较。"让我告诉你，"她说，"如果我仍然能够在手术室给病人做手术，你当然能够来见我。"这个事件对治疗非常有用，我的坦白使得她能够表达她悲痛的愤怒，这使得我们的治疗进入了一个新的、富有成效的阶段。

很久之前，一个同事接待过一位病人，她的孩子因为癌症去世了。这个长程治疗很有帮助，但却没有完全成功。我的同事在二十年前也失去了一个年幼的孩子，他选择不告诉病人这个事件。许多年之后，病人重新联系他，并且继续治疗。治疗师许多年来一直不能忘怀自己孩子的去世，并且花了许多年的时间写了一篇关于孩子的死的长文。这次他决定告诉病人这件事。这次对他来说罕有的自我暴露极大地促进了治疗工作。

如果病人想知道我有没有结婚，有没有孩子，是否喜欢某部电影，是否读过某本书，或者是否在我们的会谈中感到难以应付，我都会直接回答。为什么不呢？有什么太大的关系呢？一个人如果要和另一个人有真诚的关系，他（或她）怎么能够同时保持神秘呢？

我们再一次来回顾之前那位批评我用一个更高级的餐馆（而不是旁边快餐店的招牌）指引我办公室方向的病人。我当时选择直接说："鲍勃，我想你是对的。我本来可以说到了泰克·蒂欧快餐店右转，而不是说到费里斯卡餐馆时右转。为什么我做出了这样的选择呢？我相信是因为我更愿意把自己和一个格调更高的餐馆联系起来。如果让我说'到了墨西哥快餐店那儿右拐'，我会觉得不舒服。"这么说有什么危险呢？我只是在承认一些他已经明显知道的事情。只有在得到了我的承认之后，我们才能够转向更为重要的工作——考察他期望我感到尴尬的欲望。

我绝不是说治疗师的自我暴露可以取代对病人问题的过程本身的探索。而是两者都要做！一些治疗师喜欢对这样的问题给出如下回答："我很高兴回答你的问题，不过首先我想要对你问这个问题本身有尽可能多的了解。"有时，我也会用这种方法，但是我没发现坚持某种顺序（"你先说，然后我再说"）有任何好处。如果我面对的是一个新病人的话，我通常会选择先自我暴露来作为示范，并且记住这件事以便之后再处理。

如果病人很少问问题，那么他们的提问可以被看作治疗的材料，你一定要重新提到这个事件。这时必须考虑时机。治疗师通常会选择等到这一段交流结束之后，或者甚至等到下一次治疗，才会以如下方式说："我感觉上周发生了一些不同寻常的事情；你问了我一些私人的问题。我们可以再来回顾一下吗？你对我们的交谈有什么感觉？什么能让你以一种不同的方式贴近我？你对我的回答有什么感觉？”

30. 暴露你的私人生活——一些警告

对于自我暴露，治疗师最深层次的恐惧在于一旦开始就没有结束，一旦打开了这道门，病人会要求得越来越多，直到盘问一些最深层次的、最让人尴尬的秘密。这是一种没有根据的恐惧。从我的经验来看，绝大多数病人接受我的回答，不会要求我做越来越多的自我暴露，然后他们会回到治疗上来，就像治疗团体对我母亲去世这件事情的反应一样。

但是，对于自我暴露我仍有一些警告：记住，虽然你要为你的病人保密，但是你的病人没有必要为你保密，你也不能要求你的病人保密。他们可能在以后会咨询另一个治疗师，并且在与其他治疗师的讨论过程中不会有什么限制。如果你有一些非常不愿意公诸于众的信息，就不要在治疗中暴露给病人。许多治疗师甚至会更加谨慎，他们小心不暴露任何在另一种情境下可能会被误解和让人尴尬的私人信息。

但是不要让这种担心限制你的工作，使你过度谨慎和自我保护以致丧失了治疗的有效性。你不能阻止病人在另一位治疗师那里用扭曲的方式谈到你。记住，下一次当你听到病人在形容他(或她)之前的治疗师的那些让人无法容忍的行为时，不要立刻下结论说前任治疗师一定十分愚蠢或者渎职。最好是去倾听、共情和等待。许多时候，病人最终会提供治疗师的行为发生的背景，使得我们可以从一个非常不同的角度来看待治疗师的行为。

一次，我把一个病人的妻子转诊到我的同事(兼好朋友)那里。但是，几个月后，我的病人要求我再次转诊他的妻子，因为我的同事不做好事，他总要闻这位病人的妻子，并且评论她的气味。闻病人？听起来太奇怪了，我为我的同事感到担心，于是我以尽可能温和的方式向他询问了这件事。他告诉我，这位病人的确有一个气味问题：她习惯于搽非常浓的香水，虽然闻起来很好，但香味太强烈和持久了，以致他的几个病人有所抱怨，并坚持在其他时间或者在其他房间做治疗。

有些时候，为了挽救治疗，一个人必须被迫做出艰难的选择。一位同事告诉过我这样一件事：一个长程的病人一次来做治疗时正饱受情绪困扰，因为她的朋友声称和治疗师谈过恋爱。治疗师该怎么反应呢？我的同事决定诚实、冷静地面临这个困境。他告诉病人，他在二十多年前的确曾经和这个女性有过一个周末的"彼此同意的浪漫关系"，在此之后，他们就再没有联系过。他的坦白对于病人的影响相当大，大大地促进了之后的治疗。他和他的病人讨论了重要的、但是之前从未被触及的问题，例如，她对他的其他病人的憎恨，因为她认为他们在和她竞争他的关注；以及一直以来，她都认为自己是不被选择的、没有女人味的、不吸引人的。

另一个例子：一位我督导的治疗师是同性恋，但是他的性取向并没有为人所知。在对一个病人（病人也是同性恋）治疗开始的第一个月内，他报告了一个棘手的问题。病人看到他在一个主要由男同性恋者使用的体育馆内健身，于是直接询问他的性取向。我的学生觉得非常不舒服，回避了这个问题，而是集中询问为什么病人会问这个问题。不出意外，这位病人取消了下一次的会谈，并且再也不在他这里进行治疗了。重大但又无法隐瞒的秘密对于治疗过程来说是有害的。我认识的有成就的同性恋治疗师对同性恋病人都会公开他们的性取向，并且如果对治疗来说很重要的话，他们也愿意把实情告诉给他们的异性恋病人。

31. 治疗师的真诚与普遍性

普遍存在性是团体治疗中的一个关键治疗因素。许多病人在治疗开始的时候都会觉得自己的不幸是独特的：他们相信只有他们自己有可怕的经历、禁忌，或是性欲反常的、自私的。其他成员暴露类似的想法有极大的安慰作用，并且提供了一种"欢迎成为人类一员"的体验。

在个体治疗中，病人暴露了许多治疗师也曾经体验过的感受，治疗师在治疗中需要和来访者分享这些感受。例如，如果一个病人表达了内疚感，因为每次拜访年迈的父母时，几个小时后她就会感到不耐烦，又因为这种不耐烦而觉得自己十分可怕。我可能会告诉她，我拜访自己的母亲时，和她坐在一起的时间限度是3小时。或者，如果一个病人表示在经过了20小时的治疗之后仍然没有任何好转的迹象，因而感到沮丧，我会毫不犹豫地指出，考虑到我自己有几百小时的被治疗经验，20小时只是"沧海一粟"罢了。或者如果病人疑惑于移情的强度，我会告诉他们在我接受治疗的时候也有类似的感受。

32. 病人会拒绝你的自我暴露

我之前谈到过，治疗师的自我暴露并不会刺激病人的胃口，使其要求治疗师做更多的自我暴露。其实，这种说法更保守些。通常情况完全相反，病人会很明确地提出，他们不想要更多地了解治疗师的个人生活。

那些期待着魔力、神迹和权威的病人很讨厌去了解象征性的治疗师形象背后的东西。想到有一个充满智慧的、无所不知的人物在帮助他们，就让他们感觉舒心。不止一位病人以《绿野仙踪》作为比喻，他们喜欢这种想法，即治疗师知道清晰的、明确的、没有痛苦的"返家之路"。他们不想看帷幕后面有什么，不想看到一个迷失的、疑惑的人，一个假冒的魔法师。一个病人在将我过度理想化和把我看作一个普通人之间摇摆，他在一首叫做《多萝茜的屈服》的诗中描述了这种困境：

> 我的飞翔，在堪萨斯平原戛然而止，
>
> 我以为回到了家，但真相却黑白分明。

我在绿玻璃瓶里寻找绿宝石。

在稻草人后面寻找魔法师，我看到，

多彩的马奔驰而过，

我渐渐衰老，它速度过快。

狂风搓刮我裸露的皮肤，

我跪着，做出了选择，

把新郎留给女巫，换上窗帘，

我不去看那声音背后的男人，

永远追从魔法之路，

它带我走上，一条不归之路。

病人希望治疗师无所不能、永远可以依靠、永远存在。我的
一些女性病人遇到过很多不可依靠的男性，她们会害怕我（以及
所有男性）轻易消亡。还有一些人担心我可能最终会成为病人。
我在《妈妈及生命的意义中》曾经详细描述过一位病人，她避免
直视我或者询问任何关于我的私人问题，甚至当我在一次膝部手
术之后撑着拐杖进入治疗室，她也没有提任何问题。当我就此询
问她的时候，她解释说：

"我不希望你对你的生活进行一种叙事。"

"一种叙事？"我问道，"你指的是什么呢？"

"我想要让你停留在时间之外。一个叙事有开头、

中间和结束，尤其是有结束。"

　　她因为生命中的几位重要男性（她的丈夫、兄弟、父亲和教子）的过世而感到无比痛苦，她害怕任何可能的丧失。我的回答是，如果不进行一种人和人之间的沟通，我就无法帮助她。我需要她把我看作一个真人，并且敦促她询问关于我的生活和健康的问题。那天在离开我的办公室的时候，她突然产生了一个强迫观念：下一个要参加的葬礼会是我的。

33. 避免虚假的治愈

什么叫做虚假的治愈？这是精神分析的术语，指的是移情式治愈，即发生在病人身上的一种近似于魔法的、突然的、重大的改善，这种改善来自于对治疗师的力量的虚幻认知。

我曾经有一个45岁的独身女病人。她在每次治疗之后的几天总是状态很好。我最初对她能够脱离痛苦的绝望感到十分欣慰，也非常高兴地听到她对我的评语：我给了她许多的洞见和我有无与伦比的洞察力。但是，她很快就谈到在治疗之外，她把我当成围绕在她身边的保护斗篷，她听到我录在电话自动录音设备上的声音时，就觉得浑身充满了勇气和平静。这时，我就对这种魔力感到越来越不安了。

为什么呢？首先，我知道自己忽略了她所有的改善都建立在极不稳固的基础上，这是在鼓励她的退行。我也知道，如果自己从她的生活中消失，她所有的进步就会烟消云散。我还因为我们之间关系的不真实和不真诚而感到不安。她的症状缓解得越快，我们之间的鸿沟越明显。

最后，我直接提出了这个问题，向她指出，她在我们关系中的很多体验实际上是她自己建构的，也就是说并没有我的参与。我把这些都告诉了她：我并不真的像魔法斗篷一样围绕着她；我并没有体会到她在治疗中所感受到的很多洞察；我喜欢她把我看成十分重要的人物，但是同时我觉得这并不符合真实情况。至于她从我这里得到的有魔力似的所有帮助，实际上来源于她自己的魔力，而我并不是魔术师，她才是帮助了自己的人。

后来她告诉我，她觉得我的话很有力也很残酷，让她失去了方向。但是在那个时候，她已经有了足够的改变，她能够整合这样的观点——她的改善并不来自于我，而源自她的内心。而且，她最终意识到了我的这些话并不是对她的拒绝，相反，是在邀请她和我以一种更紧密、更真诚的态度建立关系。

或许有些时候我们必须提供"魔力、神迹和权威"，在那些重大的危急时刻，我们的当务之急是稳定和帮助病人进入治疗。但是，我们不能长久扮演魔法师的角色，我的建议是尽可能地缩短这个时间，帮助病人尽快完成进入更真诚的治疗关系的转折。

有一个在开始治疗的时候把我理想化的病人，她在一天晚上做了两个梦：在第一个梦里，一阵龙卷风袭来，我带着她和其他人上了一个防火梯，结果发现尽头是一堵砖墙；在第二个梦里，她和我一起参加一个考试，我们俩都不知道该怎么答。我很高兴听到这些梦，因为它们向病人提示我也有局限、我也具有人性、我也面临着和她一样的生命的基本问题。

34.病人比治疗师走得更远

当我所遇到的病人争扎于某种神经症问题，而那也正是困扰我一生的问题时，我常会质疑自己是否能够让病人比我走得更远。

对此有两种对立的观点：传统的分析性观点认为（但是现在并不明显），只有充分被分析了的治疗师才能够带领病人完全解决神经症问题，治疗师的盲点（未解决的神经症问题）会限制他们提供帮助的能力。

尼采的一句名言表达了与此相对的观点："一些人无法摆脱自身的枷锁，却能够拯救他们的朋友。"卡伦·霍妮对自我实现驱力的观点（无疑起源于尼采的工作）也与这种观点有关：如果治疗师移除了障碍，病人自然会成长、成熟并实现他们的潜能，甚至会达到比治疗师更高的整合水平。从我自己的临床工作经验来看，我感到这种观点与现实更相符。实际上，我经常会对病人的改变和勇气赞叹不已。

在专业的领域中也存在很多类似的例子。一些极负盛名的存在哲学家（处理与存在相关问题的哲学家）本身就是承受着极大痛苦的人，比如尼采和叔本华（异乎寻常地孤独，受苦的灵魂）、萨特（酒精和药物滥用者，在人际关系中剥削他人，不敏感）、海德格尔（著有大量关于真实的作品，但是支持纳粹并且背叛了自己的同事，包括他的导师胡塞尔）。

同样，在早期做出卓越贡献的心理学家中，也能找到相近的例子：荣格，人际技能绝对称不上模范，对病人还存在着性剥削。许多弗洛伊德圈子里的成员也存在同样的问题，比如欧内斯特·琼斯（Ernest Jones）、奥托·兰克（Otto Rank）、桑多·费伦克兹（Sádor Ferenczi）。还有所有主要的精神分析学派都存在着大量的纷争，虽然很多精神分析师在帮助他人上有着专业技能，但是彼此之间有很多不成熟、相互敌视和彼此不尊重的表现，结果裂痕一次又一次出现，最终导致新的而且是彼此仇视的学派从原来的主要学派中分离出来。

35. 被你的病人帮助

在一部叫作《紧急情况》（*Emergency*）的戏剧中，有这样一个片段：精神分析师赫尔穆特·凯泽（Helmut Kaiser）讲了个故事，描述了一个女士拜访一位治疗师，请求他帮助她的丈夫。她的丈夫是一个精神科医生，陷于严重的抑郁状态中，并且有自杀倾向。治疗师说他当然愿意提供帮助，并建议她的丈夫来预约治疗时间。这位女士告诉他，现在有一个问题：她的丈夫不承认自己抑郁，并拒绝任何寻求帮助的建议。治疗师十分困惑，他告诉这位女士，他不能想象自己如何帮助一位根本不愿意前来咨询的人。

这位女士回答说，她有一个计划。她请治疗师到她丈夫那里寻求咨询，通过装作一个病人，他们就可以长期见面，慢慢地，治疗师就能找到帮助她丈夫的办法了。

《当尼采哭泣》的故事大纲正脱胎于这个故事和我自己的治

疗经验。在这部小说里，尼采和布雷尔同时（并且是秘密地）既作为对方的治疗师又作为对方的病人建立了关系。

我认为，治疗师从病人处得到帮助是很正常的。荣格谈到过受伤的治疗师其治疗效果可能提高的现象。他甚至宣称当病人带入治疗的问题能够缓解治疗师的伤痛的时候，治疗的效果会是最好的；不过如果治疗师没有改变，那么病人也不会有任何改变。可能受伤的治疗师更能够对病人共情，治疗师能更深入地、更个体化地进入治疗的过程，因此使得治疗更加有效。

我知道自己有无数次在开始治疗的时候处于一种精神骚动的状态，但是结束治疗的时候会感到好得多，而且在这中间，我并没有刻意处理我的内心状态。我认为，病人对我的帮助有多种形式。有的时候，仅仅感到工作是有效的就能带来帮助，当我使用自己的专业技能帮助另一个人的时候，也会让我有好的感觉。也有的时候，是从自我中抽离而与另一个人建立关系给我带来了帮助。亲密的互动总是带有治疗性的。

在团体治疗中，我会发现这种现象更为明显。很多次，当我开始一次治疗的时候，我都正被一些私人问题困扰，但治疗结束之后，我会觉得缓解了很多。一个好的治疗团体所拥有的亲密的治疗气氛几乎是可以直接被感知到的，当一个人进入这种氛围的时候，就会产生良性结果。斯考特·路丹（Scott Rutan）是一位著名的团体治疗师，有一次，他把治疗团体比作在战争中修建的一座桥梁。虽然在建造期间，会有一些伤亡（也就是团体成员在治疗中半途而废），但是桥梁一旦建成，就可以把许多人带到更好的地方去。

这些是治疗师进行工作时的副产品，也是治疗师从治疗中秘密获得的一些收益。有些时候，治疗师的收益会更加明显。虽然病人进入治疗并不是为了帮助治疗师，但是治疗师有可能会受困于自己的悲哀，而很难向病人掩饰。丧失亲人可能是最为常见的悲哀，许多病人在这种情况下会选择鼓励丧失亲人的治疗师，就像我在之前提到我的治疗团体对我母亲去世这件事情的反应一样。我也还记得每一位给我鼓励的病人，他们那样做并不仅仅为了让我重新调整好，并更有效地对他们进行治疗，而是一种更为人性的反应。

在出版了《爱情刽子手》之后，我受到了《纽约时报书评》（*The New York Times Book Review*）一篇文章的批评，还受到了随后出版的《纽约时报》（*New York Times*）一篇文章的赞扬。我的几个病人或者给我留言，或者在开始治疗的时候询问我是否看到了那篇赞扬的文章，并且对我的作品受到批评表示同情。另一次，在一篇非常恶意的报纸访谈发表之后，一个病人提醒我，其实这张报纸第二天就会被用来包裹生鱼。

美国著名的精神病学理论家哈里·斯塔克·沙利文 (Harry Stack Sullivan) 对心理治疗有一段非常著名的描述，他谈到心理治疗是两个人一起讨论个人的问题，其中的一个人比另一个人要更加焦虑。如果治疗师比病人更加焦虑的话，那么治疗师就成了病人，而病人则成了治疗师。而且，病人如果能够对治疗师有所帮助的话，他（或她）的自尊会有很大的提升。在我的生活中，曾经得到过几次机会帮助对我重要的人物。一次，我能够为一位陷入绝望的导师提供安慰，之后为他的儿子提供治疗。另一次，我给一位年迈的、我过去的治疗师提供建议和安慰，陪伴他度过漫长的病痛，并有幸在他去世的时候陪在身旁。虽然这些经历使我发现了长者的脆弱，但是同时也使我的人生丰富而充实。

36. 鼓励病人自我暴露

　　自我暴露毫无疑问是治疗中的关键成分。没有病人能不经过自我暴露就从治疗中获益。这是治疗中最为自然的事情。只有在没有自我暴露的时候，我们才会予以关注。我们在治疗中所做的许多事情，包括提供一个安全的环境、建立信任关系、探讨幻想和梦等，都是为了鼓励自我暴露。

　　一个病人突破了某种界限，进入一个新的领域，暴露了一些新的事情——一些可能很难拿出来讨论的事情，例如一些可能让人感到尴尬、羞耻或者有负罪感的事情，那么我通常会在强调暴露内容的同时强调暴露的过程（不要忘记，过程指的是互动中的关系的性质）。换句话说，通常在充分讨论了内容之后的某个时候，我一定会把注意转向病人的暴露行为本身。首先，我会小心地提到这次暴露，告诉病人他（或她）愿意信任我时我的感受。然后我会把注意转向病人是如何决定在这个时候告诉我某个事件的。

"纵向暴露和横向暴露"的概念可能会帮助我澄清这一点。纵向暴露指的是对所暴露内容的深层次暴露。例如，如果暴露的内容是易装之后获得的性快感，治疗师可能会鼓励纵向暴露，询问易装的发展史或者是进行易装的具体细节和环境，比如来访者通常会穿什么，通常会有哪些幻想，是独自欣赏还是有其他人一起欣赏，等等。

横向暴露则指的是对暴露行为本身的暴露。为了促进横向暴露，我们可能会询问类似这样的问题："什么使得我们今天可能讨论这个问题？这对你来说有多难？在过去的治疗中，你曾经想过要说出来吗？什么让你没有说出来？既然这里只有我们两个人，我假设你对我会如何反应有一些期望（病人通常会同意这一不证自明的事实），你期待我有什么样的反应？你所看到的我今天的反应是什么样子的？对于我的反应，你有什么想要问的问题吗？"

在团体治疗中，自我暴露成为了一个特别重要的问题，因为团体成员之间存在着非常明显的差异。团体成员能够根据每个人的暴露程度排序，而且这种排序在相当程度上能够得到众人的认可。最后，对于一直有所保留的成员，其他团体成员可能会不耐烦，使得不愿意暴露成为团体中的一个关键问题。

通常，团体对于长期拖延的暴露会以一种不耐烦的方式进行反应。"现在，你总可以告诉我们你这3年来的外遇了吧。"他们会说，"可是你看看你，让我们在过去6个月一直玩捉迷藏的游戏，你看看我们浪费的这些时间。过去，我们一直假设你的婚姻出现问题是因为你妻子对你冷漠和没有兴趣。"在这种情况下，需要治疗师的积极干预，因为不管自我暴露有多么的延迟，病人也不应该因为自我暴露而受到惩罚。在个体治疗中也同样如此。任何当你想说"该死，浪费了这么多的时间，为什么你不早一些告诉我"的时候，也就是你赶紧闭上嘴巴，把注意转移到以下事实上的时候：你的病人最终建立了足够的信任，使他（或她）能够把这件事情告诉你了。

37. 心理治疗中的反馈

    "乔哈里窗口"是在教授团体领导和团体成员关于自我暴露和反馈时，经常使用的一种人格范式，它在个体治疗中同样有效。这个古怪的名字来自两个初次采用这种方法进行描述的人——乔·洛夫特（Joe Luft）和哈里·英格拉姆（Harry Ingram）。请注意下图的四个方块：公共、盲点、秘密和无意识。

	自我知道	自我不知道
他人知道	1．公共	2．盲点
他人不知道	3．秘密	4．无意识

方块 1（自我和他人都知道的）是公共自我。
方块 2（自我不知道，但是他人知道的）是自我的盲点。
方块 3（自我知道，但是他人不知道的）是秘密的自我。
方块 4（自我和他人都不知道的）是无意识自我。

对于不同的人来说，这四个方块的面积会有所不同。有些方块对某些人来说可能很大，对另一些人来说却可能很小。我们试图以缩小其他三个方块的面积为代价，帮助扩大公共自我的面积，而病人通过自我暴露（开始对治疗师，之后可能会谨慎地向生活中其他合适的人进行暴露），共享更多的自我。当然，我们期望能够通过探索病人深层次的自我，并且使病人熟悉深层次的自我，减少无意识自我的面积。

但是第二个方块，即自我的盲点，无论在个体治疗还是团体治疗中，都是需要我们额外注意的。治疗的目标是增强现实检验的能力，并且帮助个体像其他人看待自己那样看待自己。通过反馈，自我的盲点得以逐渐缩小。

在团体治疗中，反馈主要来自其他团体成员。在团体治疗中，成员之间有很多互动，在互动中会涌现出大量人际关系模式的信息。在适当的团体治疗中，每个成员都会从其他成员那里得到他（或她）是如何被其他人看待的大量信息。但是反馈是一种微妙的工具，团体成员很快会学习到它只有在如下情况下才能发挥最大的作用：

1．来源于"此时此地"的观察。

2．在原发事件之后尽快提供反馈。

3．关注于旁观者的观察和感受，而不是对动机的猜测和解释。

4．团体成员一起检验反馈的有效性。

个体治疗是只包含两个人的系统，反馈的信息量和多样性比不上团体治疗，但是仍然是治疗过程中的有效成分。通过反馈，病人对自己的行为及其行为对他人造成的影响会有更多的觉察。

38.给予有效的、温和的反馈

如果你有了一些清晰的关于"此时此地"的印象，而且这些印象似乎与病人的中心问题有关，那么你必须找到病人能够接受的方式进行反馈。

下面是我发现的在治疗中给出反馈时的几个有效步骤。首先，使病人成为我的一个盟友，请他（或她）允许我给出"此时此地"的观察。然后，我会告诉他（或她），这些观察与其为什么会来进行治疗有很重要的关系。例如，在一次治疗中，我可能会说：

> "我们可以检验一下现在我们之间的关系，也许这
> 能帮你理解你生活中的关系究竟出了什么样的问题。虽
> 然我们的关系并不能被视作友谊，但是毫无疑问，它和
> 友谊有很多交叉的地方，尤其是我们的讨论的亲密性质。

如果我的一些观察能够帮助你看到你和其他人交往时发生了什么，我会愿意把这些观察告诉你。你觉得行吗？"

病人会很难拒绝这样的邀请，一旦我们"签订"这个"合约"，我在给出反馈的时候就会觉得不太突兀，会大胆一些。通常，这样的方式是有效的，一旦在给出反馈时出现一些难堪的时刻，我可能会提醒病人我们之间的"合约"。

例如下面三个病人：

特德几个月来和我说话的时候声音都非常小，而且不肯看我的眼睛。

鲍勃是一个工作效率很高的 CEO。每次来治疗的时候，他都会带一个日程安排本，在做治疗的时候会记笔记，并且多次要求我重复自己的话，以便不会漏掉任何一个字。

萨姆毫无休止地在非重点的、边缘性的故事上面打转。

以上每位病人都告诉我，他们在建立亲密关系上存在着很大的困难。而且他们"此时此地"的行为明显与他们的人际关系问题相关。我的任务是找到合适的方式告诉他们我的印象。

"特德，我注意到你从来没有看过我的眼睛。我不知道你为什么向其他地方看，但是我发现这让你非常轻声地对我说话，让我感觉你很脆弱，这种感觉使我需要小心权衡我对你说的每一句话。我认为，这样的小心让我不能自然而然地对你做出反应，也使我不能和你接近。这些话让你觉得惊讶吗？也许你以前也听到过？"

"鲍勃，我来和你分享一些我的感受吧。你每次都记笔记，每次都带来日程安排表让我感到你十分努力地想要好好利用治疗时间。我欣赏你的努力和所做的准备，但是同时它们对我也有其他的影响。我感觉到，我们的会谈带有一种高度商务化的而非私人的气氛。我也经常觉得自己在被仔细的审察和评估，使得我没有办法自如地说话。我发现和你在一起时，我要比我自己期望的谨慎很多。你有没有可能也会以这种方式影响其他人呢？"

"萨姆，让我打断你一下。你在讲一个长长的故事，而我开始觉得迷惑了。我不大知道这和我们的工作有什么关系。你给我讲的许多故事的确非常有趣。你是一个很会说故事的人，让我被你的故事吸引。但同时，这些故事也在我们之间形成了屏障。这些故事使我离你很远，使得我们没有办法形成亲密的关系，你是否从其他人那里听到过类似的说法呢？"

注意这些反馈的措辞。每一次，我只聚焦在我观察到的行为以及我对这些行为的感受。我注意避免猜测病人为什么会试图这样做，也就是说，我不评论说病人在通过避免注视我而躲避我，或者通过记录来控制我，或者通过讲长长的故事来娱乐我。如果我聚焦在我的感受上，我就更不容易激起防御，毕竟这些都是我的感受而很难被挑战。每一次，我也会引入这样一种想法，即我想要和病人更加亲近、更多地了解他们，而那些拉开了我们之间距离的行为，很有可能也拉开了病人和其他人之间的距离。

39. 通过使用"部分"增加病人对反馈的接受度

还有一些对反馈的建议：避免给出泛泛的反馈，而要让反馈明确且集中；对于病人提出的泛泛的问题（例如，你是不是喜欢我），不要简单地给予肯定的回答，而要重新定义这个问题，并且讨论病人身上吸引你接近的方面和拉远你们的距离的方面，这样会增强你回答的有效性。

使用"部分"是一个有效的治疗技术，可减少防御。例如，一个病人总是很迟才能付账。每次讨论这个问题的时候，他总是痛苦而难堪，还给出了很多不成理由的理由。我发现以下措辞总会有效：

> "戴夫，我知道，对你来说，可能有实际的原因使你不能每次都按时付费。我也意识到，你在治疗中一直

都在努力地工作，你重视我，你觉得我们的工作是有价值的。但是我也觉得在你的心中，有一小部分在抵抗，对于付费给我有一些强烈的情绪。现在，能让我和你的那一部分说话吗？"

使用"部分"是一个有效的方法，能够帮助我们在治疗的各个时期减少否认和阻抗，也提供了一种温和的方式来探索模糊不清之处。而且，对于不能够忍受模糊、倾向于用非黑即白的眼光看待生活的病人，这也是一种帮助他们面对"灰色地带"的方式。

例如，我的一个男同性恋病人在性行为上经常不加保护，不计后果，并且为他的行为提出了很多合理化的解释。我所用的方法是："约翰，我知道你相信你这种情况感染 HIV 病毒的概率不过是 1/1500。不过我也知道你的身上有一小部分特别莽撞和粗心，我想要和那一部分会面并谈话，就是那 1/1500 的部分。"

还可以对一个悲观的或者有自杀倾向的病人说："我理解你觉得十分沮丧，有些时候你想要放弃，甚至像现在想要结束自己的生命。虽说如此，你今天还是来到了我这里。一部分的你把你带到了我的办公室。现在，我希望和你身上想要活下去的那一部分谈话。"

40. 反馈：趁"凉"打铁

我的治疗室来了一个名叫邦妮的新病人。她40岁了，非常有吸引力，长了一张天使般的面庞，就像刚刚经水轻拭过一样散发着柔和的光芒。虽然她很受欢迎，又有很多朋友，但是她告诉我，她总是被抛弃。男人都很喜欢和她上床，然而几周之后就会无一例外地离开。"为什么呢？"她不解，"为什么没有人会认真对待我呢？"

在我的办公室里，她总是在说话，一直很兴奋，就像一位活泼的导游，或者一只可爱的总在摇尾巴的小狗。她看起来像一个小孩子——干净、简单、快乐、不复杂，但同时非常不真实，且没有意思。其他人不认真对待她并不奇怪。

我相信我的观察很重要，我应该在治疗中应用这些观察，但是如何应用呢？我怎样才能避免伤害她，避免让她对我封闭自已并变得防御呢？对我来说，一条有用的原则是：趁"凉"打铁，当她以不同的方式行事时，给她反馈。

例如，有一天当她提到参加自己妹妹的婚礼时，她在我的办公室里哭得十分伤心。她的生命一天天流逝，她的朋友们都已经结婚了，可是她自己除了变老什么都没有。但她很快控制住了自己，向我绽放了一个很大的微笑，并为在治疗室表现得像个孩子而向我道歉。我抓住这个机会告诉她，她不但没有必要道歉，而且相反地，对她来说，她在这些绝望的时候和我分享她的感受尤为重要。

"我觉得，"我说，"今天和你接近了许多。你感觉起来更真实。我现在似乎比过去更好地认识了你。"

沉默。

"你怎么想呢，邦妮？"

"你指的是我必须崩溃以便让你认识我？"

"我可以理解你为什么会这样想。让我解释一下。有许多时候，当你走进我的办公室时，我感到你光芒四射，而且你总是要让我高兴。这在某种程度上让我和真实的你距离远了。在这些时候，你的活泼非常有魅力，却同时成了我俩之间的一道藩篱。今天有些不同。今天我真的感觉到和你有联结了。我猜想，这种联结正是你在社会关系中期望获得的。告诉我，我的反应是不是听起来有些奇怪？或者熟悉？有人曾经告诉过你这些吗？我和你说的这些有没有可能与你的其他人际关系也有一些相关呢？”

另一个相关的技术是利用不同的年龄阶段。我感到病人有些时候处于某个年龄阶段，有些时候处于另一个。我试图找到合适的方式把这些告诉病人，通常我会在感到病人处于合适的年龄阶段的状态时把这些告诉他（或她）。有些病人觉得年龄阶段这个概念对他们来说非常重要，会经常监测自己所处的年龄阶段，并且会谈论在某次治疗中，他们感觉自己处在哪个年龄阶段。

41.谈论死亡

对死亡的恐惧经常会冲破生活的表层。它追随我们一生，我们经常会设立防御（常常建立在否认的基础上）来帮助自己应付对死亡的警觉。但是我们并不能把对死的恐惧排除在脑外。它会潜入梦中或者白日梦中，噩梦正是它得到凸显的地方。当我们还是小孩子的时候，我们的内心经常被对死亡的恐惧所占据，而应对这种恐惧也是一个发展性的重大任务。

在任何治疗过程中都可以看到死亡。忽略其存在似乎在暗示说它太可怕了，以致我们不能直接讨论它。为什么呢？一些治疗师之所以不去讨论死亡，是因为他们不知道该怎么去做。"为什么要讨论死亡呢？"他们说，"让我们回到对神经症过程的分析上吧，至少我们可以对此做些工作。"还有一些治疗师怀疑死亡和治疗之间的关联，他们追随伟大的阿道夫·迈耶（Adolph Meyer）的教诲，不触碰与治疗无关的话题。也有一些治疗师不愿意谈论这个话题，因为病人本来就已经很焦虑了，这个问题会引发更大的焦虑（同时也会引起治疗师的焦虑）。

但是我们仍有理由在治疗过程中面对死亡。首先，治疗是对个体生命过程和意义的深层次的全面探索，既然死亡占有存在的中心位置，既然死亡和生命本来就是互相依存的，我们怎么可能忽略死亡呢？从人类的思想被记录下来以来，人们就意识到了所有的事物都会消亡，而我们惧怕这种消亡。可尽管如此，我们仍必须找到一种方式去生活。治疗师无法忽略许多伟大思想家的结论：学会好好生活，就是学习如何能够好好死去。

42. 死亡及其对生的促进

许多照顾濒死者的心理健康工作者在其培训中都会被要求阅读托尔斯泰的小说《伊凡·伊里奇之死》。伊凡·伊里奇是一个品性卑劣的地主，在痛苦中面临死亡，但是在生命结束之前，他突然意识到他的死亡之所以如此糟糕，正是因为他一直生活得如此糟糕。他的这种洞见给他的生命带来了巨大的变化。在伊凡·伊里奇最后的日子里，他活得平静而又富有意义，这是他从未体验过的状态。许多伟大的文学作品包含着类似的信息。例如，在《战争与和平》中，皮埃尔在枪队第二次暂缓死刑之后发生了重大的变化。《圣诞颂歌》中的守财奴也没有因为圣诞欢呼而突然变成一个新人，他的改变发生在当未来的精魂使他可以看到自己的死亡，看到陌生人争夺他的财产的时候。所有这些作品中的信息都十分简单，但是深刻：虽然肉体的死亡可以摧毁我们，但是对于死亡的观念可能会拯救我们。

在过去的一些年里，我一直和因病而濒临死亡的病人进行工作。我看到许多病人在面临死亡的时候发生了显著而积极的变化。病人感到自己变得更加有智慧了，他们重新调配了价值的优先顺序，开始减小生活中细枝末节的小事的分量。癌症看起来就像能够治愈神经症一样，恐怖症和让人无法承受的人际焦虑在死亡面前都消失了。

我经常让学生观察我的癌症病人团体。通常，在教学机构里，团体会允许学生进行观察，但是会十分不情愿，并且带有一些隐隐的怨恨。而因癌症濒临死亡的病人团体从来不会这样！相反地，他们欢迎别人来分享他们的所得。我听到许多病人惋惜："但是多么可惜，我们一直等到现在，直到我们的体内充满癌细胞的时候，才学会了如何生活。"

海德格尔谈到过两种存在的模式：日常模式和本体模式。在日常模式中，我们因为物质世界内心茫然、心烦意乱，心中充满了对于世界上的事物如何存在的好奇。在本体模式中，我们将注意集中于存在本身，我们充满了对世界上的事物存在本身的赞叹。本体模式的领域超越了日常生活，当以本体模式生存的时候，我们处在一种特别的准备进行个体改变的状态中。

但是我们如何才能从日常模式转向本体模式呢？哲学家经常提到"边界体验"，指的是紧急的情况把我们"震"出了"日常性"，使得我们的注意力集中于"存在"本身。最强大的边界体验是面对一个人自身的死亡。但是在日常的临床实践中，边界体验是什么呢？治疗师如何利用本体模式中的改变力量帮助没有面临死亡的病人呢？

每个治疗过程都会触及那种虽少了一些戏剧性、但仍可能会有效地影响来访者看问题角度的经历。有亲人去世的病人需要处理另一个人的死亡，这也是一次边界体验。但是它的力量在治疗过程中很少得到利用。在对有亲人去世的病人的工作中，我们经常仅仅关注丧失、关系中的未完成事件、从死者身上分离以及重新进入生活。虽然所有的这些步骤都很重要，但一个不能忽略的事实是，身边的人的死亡也让我们每一个人以一种极端的、痛苦的方式直面死亡。许多年前，在一个对于丧偶的研究中，我发现许多丧偶的人并不仅简单地修复并重新回到丧偶之前的功能状态上，大概有1/4 ～ 1/3的被试达到了一个新的成熟和智慧水平。

除了死亡和亲人死亡之外，还有很多其他的机会让你在日常治疗中谈论与死亡相关的问题。如果从来没有出现过这些问题，我相信病人只是遵从了治疗师的没有明言的指令。死亡以及必死的命运构成了所有关于衰老、身体变化、生活阶段以及许多显著的生命里程碑（例如，重要的周年纪念日、孩子离开家去上大学、空巢现象、退休、第三代的诞生等）的基本背景。一次班级聚会就能够成为非常有效的催化剂。每个病人在某个时候都会讨论到报纸上对于事故、暴行、讣告的报道。还有，在每个噩梦中都含有死亡的明显痕迹。

43. 如何谈论死亡

我愿意用一种直接而平常的方式谈论死亡。在治疗的早期，我会注意获得病人对死亡的经验史，我可能会问下面这样的问题：你什么时候第一次意识到了死亡？你和谁讨论过死亡？你经历过谁的死亡？参加过谁的葬礼？你对死亡持有的宗教信仰是什么？在你的生命中，对死亡的态度发生过转变吗？你有没有做过很强烈的与死亡相关的白日梦或者梦？

对于伴有强烈死亡焦虑的病人，我仍会采用相同的方式，对焦虑进行平静的、平常的分析通常会减轻焦虑。对恐惧进行细分、平静地询问在对死亡的恐惧之中到底什么才最让人害怕，这些都会对治疗有所帮助。对这些问题的回答通常包括：对死亡过程的恐惧、对仍然活着的人的担心、担心死后的生命以及对消亡的担心。

如果治疗师在讨论死亡的时候表现出了个人的平静，那么病人在以后会更多地主动谈及死亡。例如，32岁的贾尼丝是三个孩子的母亲，她两年前做了子宫切除手术。一直想要更多孩子的她开始嫉妒其他年轻的妈妈，当被邀请参加婴儿的送礼会时，她会感到非常愤怒。而且因为深深的痛苦的嫉妒，她和最好的朋友（正在怀孕）的关系完全破裂了。

我们最初的治疗关注她无法抑制地要求有更多孩子的渴望，还有这种渴望对她生活中方方面面的影响。在第三次治疗的时候，我问她，如果她不再想生更多的孩子了，她会想到什么？

"我来让你看看。"贾尼丝说。她打开包，拿出来一个橘子，剥开皮，给了我一块（我接受了），然后吃掉了剩下的橘子。

"维生素C，我每天要吃四个橘子。"她说。

"为什么维生素C这么重要呢？"

"让我不会死去。死亡，这就是我对你刚才问题的回答。我会一直想到死亡。"

从贾尼丝13岁时她的妈妈去世以后，她就一直受到死亡观念的困扰。因为妈妈生病，她对母亲充满了愤怒，在母亲生命的最后几周，贾尼丝拒绝去医院看她。之后不久，她因为咳嗽了一段时间就认为这一定是患上了肺癌的表现，这让她极度恐慌，无论医生如何安慰、如何保证，也不能减轻她的焦虑。因为她的母亲由于乳腺癌去世，贾尼丝就试图用绑住胸部和趴着睡觉的方法阻止胸部发育。而且，抛弃母亲的内疚一直贯穿她以后的生活。

她相信，把自己奉献给孩子可以为自己没有照顾母亲赎罪，同时也是保证她不会孤独地死去的一个方式。

对死亡的担忧经常会隐藏在性的面具之下，性是对死亡的重要中和剂，是对死亡的至关重要的解毒剂。一些病人在面临重大死亡威胁的时候会突然变得充满了性的想法（有主题统觉测验记录到在癌症病人的投射中有更多性方面的内容）。法文中性高潮一词"la petite mort"（直译为"小死"）表达了在性高潮中放弃自我，减少孤单痛苦的意味，此时孤独的"我"融入了"我们"之中。

一次，一位患有恶性腹部肿瘤的病人来找我，因为她当时迷恋自己的外科医生，以至她对他的性幻想已经取代了她对死亡的恐惧。例如，当她准备做一次重要的核磁共振检查的时候，因为那位外科医生会在场，所以到底该穿什么样的衣服的问题占据了她所有的注意，她根本就不再关注她的生命岌岌可危这个现实了。

另一个病人是那种"永远的孩子"，他是一个非常有潜力的数学天才，但是却像孩子一样紧紧依恋着母亲，而他其实已经是个成年人了。他具有无与伦比的天才，能创造伟大的思想、迅速抓住复杂问题的核心，但是他从未积聚足够的决心和力量完成一个项目、从事一个职业、组建自己的家庭和生活。虽然对死亡的恐惧并没有在意识层面，但是它通过一个梦进入了我们的讨论：

"我和我母亲在一间大屋子里。这间屋子像我们过去的房子，但是它的一面墙被换成了一片海滩。我们走上海滩，妈妈催促我到水里去。我不愿意，不过我从她那里拿了一把小椅子，我坐在上面向水里挪去。水很黑，很快水就没过了我的肩膀，然后海水变成了花岗岩。然后我醒了，喘着气，出了一身汗。"

覆盖在他身上的花岗岩波浪，这是一幅充满了恐惧、死亡和埋葬意味的图像。它帮助我们理解为什么他不愿意离开童年和母亲，完全进入成年生活。

44. 谈论生命的意义

我们人类似乎是一种追求意义的生物，但不幸的是，我们被抛入了一个没有内在意义的世界。我们的重要任务就是创造一种足以支持我们生命的意义，并且以一种狡猾的方式否认那是我们自己创造的。这样，我们便能够得出结论说：意义"就在那里"等着我们。而不间断的对实在意义的追寻经常会使我们陷入意义的危机。

与治疗师通常能够意识到的情况相比，实际上有更多的人寻求治疗的原因是对生命意义的关心。荣格说有1/3左右的病人都是因为生命意义的问题而来找他咨询的。但是人们主诉的问题有不同的形式，例如："我的生活缺少内在的和谐。""我对任何事情都没有激情。""我为什么活着？""生命肯定应该有更深层次的重要性吧。""我觉得十分空虚，每天晚上看电视让我觉得自己毫无目标、毫无用处。""如今我已经50岁了，却仍然不知道自己想要什么。"

我曾经做过一个梦（在《妈妈及生命的意义》这本书里提到过），在梦里，我在医院濒临死亡的时候突然发现自己跑到游乐场去玩过山车（背景是恐怖屋）。当过山车就要进入死亡的黑色巨嘴（指的是游乐场设置）的时候，我突然看到了我已不在人世的妈妈站在观看的人群里，我大声叫她："妈妈，妈妈，我做得好吗？"

这个梦，尤其是我的"妈妈，妈妈，我做得好吗？"在很长一段时间里一直让我不能释怀。倒不是因为梦里对于死亡的想象，而是因为它关于生命意义的阴暗寓意。我想要知道，我生活的主要目标是不是获得我母亲的赞同？因为实际上，我和母亲的关系并不好，在她生前，我根本不在意她的意见，因此这个梦显得更加讽刺了。

在梦中体现的意义危机使得我开始以另一种方式考察自己的生活。在一个故事里，我直接谈到了这个梦，我和母亲的鬼魂对话，希望使我们之间的裂痕愈合，同时也为了了解我们的生命意义是如何彼此交织而又冲突的。

一些体验式的工作坊会使用一些技术来鼓励与生命意义相关的谈话。也许，最常见的是询问病人希望自己的墓志铭上写些什么。大多数对于生命意义的询问最终都会导向对于利他主义、享乐主义、为某种事业的献身、创造性以及自我实现的讨论。许多人感到，当有意义的事业具有自我超越性的时候，也就是说指向自我之外的事情或者人（例如，爱一个事业、一个人或者神圣的本质）的时候，所带有的意义就会更加深刻、更有力量。

近些年来，那些过早发展起来的、年轻的高科技百万富翁经常会遭遇生活的危机，这对于非自我超越性的生命意义系统有一定的启发。许多这样的人在开始职业生涯的时候有十分明确的目的——挣钱，挣很多钱，过上很好的生活，得到同行的尊重，早退休。过去从未出现过这么一大批年轻人在三十多岁的时候就实现了这些目标。但这时问题出现了："现在该怎么做？我剩下的生命，接下来的40年该怎么过？"

我见过的大多数年轻的高科技百万富翁都会继续做同样的事情：他们开办新的公司、试图重复他们的成功。为什么呢？他们告诉自己，必须证明之前的成功并不是侥幸。他们自己就可以做到这一切，不需要一个导师或者一个特别的伙伴。为了确定自己和家庭是安全的，他们不是需要银行里有100万或者200万，而是需要500万、1000万甚至5亿，来让他们感到安全。他们能意识到，挣更多的钱十分无意义和无理性，因为他们已经有足够的钱了，但是这并不能阻止他们。他们意识到，自己和家人在一起的时间越来越少，和更接近心灵的东西在一起的时间越来越少，但是他们不能放弃这个游戏。他们告诉我："钱就在那里。我要做的就是把它捡起来。"他们必须去做生意。一个房地产商人告诉我，如果他放下生意，他会觉得自己消失了。许多人害怕无趣，即使是最为轻微的无趣也会让他们急忙重新回到游戏中去。叔本华说过，欲望本身永远不会满足，只要一个愿望被满足了，就会出现另一个愿望。虽然有时会出现短暂的间歇期，一些转瞬即逝的满足，但那很快就会转化为无趣。"每个人的生命都是在痛苦和厌烦之间左右摇摆。"

　　和处理其他有关存在的终极焦虑（死亡、孤独和自由）的方式有所不同，我发现，生命的意义必须以间接的方式来实现。我们必须做的是投身于所有可能的意义之一，尤其是建立在自我超越基础上的意义。在这个过程中，"卷入"是最为重要的，治疗师应尽其所能地澄清和帮助病人移除通往"卷入"的障碍。佛陀教导我们说，生命的意义这个问题不能教，一个人必须让自己完全沉浸在生活的河流之中，这样问题就不会存在了。

45. 自由

之前，我提到过四大终极关怀，即存在的四个基本事实：死亡、孤独、无意义和自由，如果我们直面这些事实，就会产生大量的焦虑。"自由"和焦虑之间的关系从直觉上看并不明显，因为自由看起来只包含着积极的含义。毕竟，在整个西方文化下，我们不是一直在渴望和追求着政治自由吗？但是自由也有阴暗的一面。从自我创造、选择、意志力、行动的角度来看，自由是一个在心理上很复杂的概念，而且弥漫着焦虑的意味。

我们从最深层次的意义上来说要为自己负责。正如萨特所说，我们是自己的作者。通过选择、行动以及不行动，我们对自己进行设计。我们不能逃避这种责任、这份自由。用萨特的话说，"我们被诅咒享有自由。"

我们的自由甚至比我们个人对生活的设计还要深层。两个多世纪以前，康德提出，我们既要为外部世界提供形式和意义，也要为内部世界提供形式和意义。我们所体验到的外部世界，只是我们自己的神经和心理机制加工而成的。事实并不像我们所想象的那样，我们进入的（以及最终离开的）不是一个已被建构好了的世界。相反，我们在建构这样一个世界上起着核心作用，我们不但建构它，还使它看起来访佛是独立存在的一样。

自由的黑暗面和焦虑与临床工作有什么样的关联呢？答案可以通过向下探索来发现。如果我们自己是世界的主要建构者，那么我们下面的坚实基础在哪里呢？我们下面有什么？是"无"，即德国存在主义哲学家所谓的"Das Nichts"。这是个巨大的深渊，自由的深渊。人在心里意识到了"无"之后，会产生深深的焦虑。

虽然在治疗过程中和心理治疗手册中，没有出现"自由"这个词，但是它的衍生物，例如，责任、意愿、希望和决定，在所有治疗的努力中都是非常明显的成分。

46. 帮助病人承担责任

只要病人坚持认为自己的主要问题是由不受他们控制的某些外界的东西造成的，例如，其他人的行为、精神紧张、社会阶级的不公正性和基因，那么治疗师所能提供的帮助只会非常有限。我们可以表示同情，建议采用更具适应性的方式对生活的突然变化或者不公正做出反应，我们可以帮助病人获得心境上的平衡，或者教病人更为有效的改变环境的策略。

但是如果我们希望使治疗效果更显著，我们必须鼓励病人承担责任，即理解他们对自身的痛苦负有责任。一个病人可能描述了一系列可怕的经历：男人对她不好，朋友背叛了她，雇主剥削她，爱人欺骗她。即使治疗师可以确定她所描述的这些事件都是真的，但是在一定的时间内，总是需要把注意力放在病人自己在这一系列事件中的责任上。治疗师可能不得不说："即使发生的坏事有99%都是其他人的错，但我想要看看那另外的1%，应由你自己负责的那一部分。即使你所能做的十分有限，我们也需要看一看你的作用，因为这才是我能够给予你最大帮助的地方。"

每个病人愿意承担责任的程度有很大差异。一些病人很快就能意识到他们在自己的困境中的责任；还有一些人发现，承担责任如此困难，以至于对此的阻抗占据了大部分治疗的时间，而一旦病人开始承担责任，治疗性改变几乎不用费什么力气就会自然发生。

每个治疗师都要找到不同的方法促进病人对责任的承担。有些时候我对一个受到严重利用的病人强调,对每一个利用者来说，都存在一个被利用者。也就是说，有人一次又一次地发现自己处于被利用的角色，因此这种角色对他们来说肯定有某些吸引力。是什么东西在诱惑他们呢？一些治疗师针对这一点采用了直接面质病人的方法："你在这个情境下有什么获益？"

团体治疗在帮助病人理解他们自己的责任上面提供了格外有力的方法。病人在治疗之初都站在同一条起跑线上，但是几周或几个月以后，每个病人都形成了自己在团体中的人际角色，这个角色可能和他（或她）在生活中扮演的角色类似。而且，用团体这种形式能够了解每个成员如何形成自己的人际角色。在团体的"此时此地"中追踪人际角色的形成过程要比治疗师试图从病人不可靠的陈述中重建其在生活中的人际角色要容易得多。

治疗团体对于反馈的强调开启了一个责任—承担的模式：

1. 团体成员了解到其他成员如何看待他们自己的行为。
2. 然后，他们了解到其他成员如何感受他们自己的行为。
3. 他们观察到自己的行为如何影响其他人对他们的看法。
4. 最后，他们了解到前3步影响到了他们对自己的感受。

整个过程由病人的行为引发，以每个人如何被他人和自己评价结束。

这个过程可以形成团体治疗干预的强大基础。例如："乔，让我们来看看你在团体中出了什么事。在团体开始两个月后，你在团体中的感觉不太好，因为有几个成员对你很不耐烦（或者觉得受到威迫、或者躲避你、或者生气、或者觉得被烦扰、或者觉得被引诱、或者觉得被欺骗）。发生了什么？你熟悉自己扮演的这个角色吗？你愿意来看看你自己是如何让这一切发生的吗？"

个体治疗师也可以利用"此时此地"的信息，在治疗过程中指出病人的责任，例如，迟到、隐瞒信息和感受、忘了记录梦，等等。

承担责任是核心治疗过程中的第一步。一旦个体意识到他们在造成自己的生活困境中的责任，就会意识到：他们，也只有他们，才有能力改变自己的处境。

回顾一个人的生活，承担对自己的责任，可能会引起强烈的懊悔。治疗师可以期望出现这种懊悔并且试图重构它。我经常督促病人把自己投射到未来，思考他们现在的生活，以便在5年后能够毫无懊悔地回首这一段人生。

47. 永远（几乎永远）不要为病人做决定

几年前，一位33岁的医生迈克因为一个紧急问题到我这里咨询。他在加勒比有一栋与几个人轮流享用的公寓，他计划在那里度一个月的假。问题在于他邀请了两个女人随行，而这两个女人都接受了邀请。一个是达利尼，是他的长期女友；还有一个是帕特里夏，一位在几个月前结识的充满魅力的新女友。他该怎么做？他简直快因为过度焦虑而无法行动思考了。

他描述了自己和这两个女人的关系。达利尼是一名记者，是他高中的"舞会女王"。几年前，他们在同学会上再次相遇。他觉得她美丽且充满了诱惑，当时就与她陷入爱河。虽然迈克和达利尼生活在不同的城市里，但是在过去的3年中，他们彼此爱恋的感觉仍然很强烈，他们每天都要通话，大部分周末和假期都会一起度过。

但是在过去的几个月内，激情冷却下来了。迈克觉得达利尼对他的吸引力减弱了，他们的性生活逐渐变得索然无味，打电话也没什么内容。此外，她的职业要求她经常出差，所以她常常无法和他一起过周末，而且也不可能搬得和他更近一些。但是帕特里夏似乎是一个梦想的实现，她是一名儿科医生，优雅、富有，住的地方和他家只距离不到1公里，而且非常急切地想和他在一起。

听起来根本不需要犹豫。我回顾了他对这两个女人的描述，一直在猜想，"问题到底是什么？"答案听起来很明显，帕特里夏非常合适，而达利尼有太多的问题，旅行出发的日期马上就要到了，我简直有股强烈的冲动要跳出来告诉他接受现实，宣布他的决定，也就是那个可以做出的最为合理的决定。为什么还要拖延呢？为什么残酷地、毫无必要地拖着达利尼，而让事情变得对她来说更糟呢？

虽然我没有直接告诉他该怎么做，但我仍然把我的观点传达给他了。我们治疗师有一些狡猾的方法，像是"我想要知道，是什么阻止了你做出你似乎已经做好的决定"。（"我想要知道如果没有'我想要知道'这个工具，治疗师还能怎么做？"）所以在某种程度上，我对他应用了这个伟大的工具（在仅仅进行了3次快节奏的治疗之后），敦促他写下无法回避的分手信，寄出之后和帕特里夏一起坐船享受加勒比那灿烂的阳光。

在接下来的几个月内，奇怪的事情发生了。虽然帕特里夏仍然是幻梦般的女人，迈克却越来越为她对亲密和承诺的要求而感到不安。他不喜欢她给他公寓的钥匙，并且要求他也一样。而且，当帕特里夏建议两个人住在一起的时候，迈克畏缩不前了。在我们的治疗中，他开始过度赞美自己对个人空间和独处的珍重。帕特里夏是一位非凡的、没有缺点的女人。但是他觉得自己的领域被侵犯了。他不想和她生活在一起，也不想和其他任何人生活在一起，很快他们就分手了。

这时，迈克要去寻找新的关系了。一天，他给我看了一个发在电子约会服务系统上的广告。广告中描述了他希望的女性的特征（美丽、忠诚、和他的年龄及背景接近），并且描述了他所寻找的关系类型（彼此独立的居所，这样两个人可以保留自己的空间，经常通过电话联系，周末和假期一起度过）。"你知道吗，大夫，"他渴望地说，"听起来这很像达利尼。"

这个具有警示性的故事告诫我们：小心，不要跳出来为病人做决定，这永远是个坏主意。正如这个故事所显示的，我们不仅仅没有水晶球来预知未来，我们所能利用的信息也是不可靠的。病人提供的信息可能不仅有扭曲之处，还可能随着时间或者是和治疗师的关系的变化而发生改变。新的、无法预期的因素不可避免。如果像在本例中，病人所提供的信息强烈地支持某一种行动，那么病人则是在出于各种原因，寻求对某一决定的支持，而这一决定可能是、也可能不是最为明智的。

我相当怀疑病人所陈述的关于他们伴侣的种种"罪状"。一次又一次，在见到了他们的伴侣之后，我都会因眼前的人和几个月来我听过的描述之间的差异而震惊。通常，在对婚姻不和谐的描述中，病人自己在这个过程中的角色反而会被遗漏。

我们最好能够依靠更为可信的信息，没有被病人的偏见所扭曲的信息。夫妻治疗便是一个适合的方法，能够提供更为客观的描述。疗师可以看到伴侣之间的互动，并且集中于治疗关系中的"此时此地"，这样治疗师就可以看到病人在人际关系中所起的作用了。

一个警告：有些时候，病人被其伴侣虐待的证据十分充足，需要采取的行动非常明显，治疗师有义务尽可能地影响病人做出特定的决定。我会尽我所能阻止一个受到躯体虐待的女性回到她受虐的环境中，因为她很可能会继续被虐待。这就是为什么在题目中会加上"几乎永远"的原因。

48. 决定：通往存在问题的古老途径

为病人做决定是一个失去他们的好办法。如果给病人分派了一个他（或她）不能或者不想完成的任务，他们都不会高兴。不管病人是因为什么原因不去完成这个任务的，例如，觉得受到控制而感到愤怒，或者觉得能力不够，或者担心会让治疗师失望，结果总是相同的，就是病人会从治疗中逃离。

除了犯技术性错误之外，甚至还有更为紧迫的原因要求治疗师不可为病人做决定：对于决策上的困境，还有更好的解决办法。做决定的过程本身就是通往存在问题（自由、责任、选择、悔恨、希望和意愿）的林荫大路。如果提供表面的、超前的建议，同时也就放弃了与病人探索这一领域的机会。

因为决策的困境会引起与自由相关的焦虑，所以许多人会尽力避免积极地做出决策。这也就是为什么一些来访者会采用巧妙的策略，诱导没有警觉的治疗师承担做决策的重担，而让自己从中逃脱出来。

他们还可能会强迫生活中的其他人来为他们做决定：每个治疗师都会遇到这样的病人，他们对伴侣很坏，用使伴侣离开他（或她）的方式来结束关系。或者一些人会期望对方有明显的越轨。例如，我的一个病人陷在一段毁灭性的关系中，她说："我不能自己结束这段关系，但是我祈祷我能够在床上抓到他和另一个女人在一起，这样我就可以离开他了。"

我在治疗中的第一步是帮助病人为自己的行为承担责任。我试图帮助他们理解，他们不去做决定或者操控其他人为他们做决定，也同样都是一种决定。一旦病人接受这个前提，并且重新为自己的行为负责，我就会提出最为关键的治疗问题："你对此满意吗？"（满意指的是对决定的性质以及做出决定的模式。）

例如，一个已婚男人有一段婚外情，使得自己和妻子之间关系疏远，他以此虐待她，使得她（而不是他）决定要结束婚姻。我全面澄清了他解除自己责任的模式，这个模式可以给他造成一种感觉，即他被外界事物所控制。只要他拒绝承认自己的责任，真正的改变就不可能出现，因为他的注意力完全指向改变外界的环境，而不是他自己。

当这个病人意识到了自己在结束婚姻中的责任，并且意识到是自己选择去结束婚姻之后，我让他的注意力转向他对自己做出决定的方式是否感到满意上。对于他的伴侣，同时也是孩子的母亲，他多年来一直没有任何欺骗吗？他在未来会有什么样的懊悔呢？他对自己有多大程度的尊重呢？

49.关注对做决定的阻抗

　　为什么做决定这么困难呢？在约翰·加德纳（John Gardner）的小说《格伦德尔》（*Grendel*）中，主角迷惑于生命的神秘，向一位富有智慧的牧师咨询。结果，牧师说出了两个十分简单的句子：所有的事情都会消逝，做出一个选择就排除了其他选择的可能。

　　"做出一个选择就排除了其他选择的可能"，这个概念存在于许多决策困境之中。每一个"是"必然对应着一个"否"。做决定的代价昂贵，因为决定需要放弃。这个现象吸引了各个时代许多伟大的思想家的注意。亚里士多德描绘过一条饥饿的狗无法在两块具有同样吸引力的食物之间进行选择；中世纪的学者写了布里单的毛驴（*Burridan's ass*）的故事，这头毛驴因为无法在两包香味相同的干草之间进行选择，最后饿死了。

　　在第"42.死亡及其对生的促进"中，我把死亡描述为一种临界体验，能够使任何人从一种日常的生活状态转入一种本体论的状态（一种我们能够意识到自己存在的状态），在这种状态下，更容易发生改变。决定是另一种临界体验。它不仅仅使我们直接面对自己正在何种程度上创造着自己，也使得我们必须面对可能性的限度。做决定使我们与其他可能性相隔绝。你选择了一个女人、一个职业或者一所学校意味着你放弃了所有其他的可能性。我们越面对自己的局限，就越要放弃一些关于自己的神话，例如，自我的特殊性、无限的潜力、不朽以及对生物定律免疫。正是因为这个原因，海德格尔称死亡为"进一步可能性的不可能"。很难做出决定正是因为它会同时让我们面对有限性和无根基性，这二者都是充满焦虑的领域。所有的事情都会消逝，做出一个选择就排除了其他选择的可能。

50. 通过提供建议促进自觉

虽然我们主要通过让病人承担责任以及暴露对于决定的深层次阻抗，来帮助病人处理和决定有关的困境，但是每个治疗师也都会使用一些其他的帮助技术。

有些时候，我会提供建议或者建议做出特定行为，这不是要替病人做决定，而是为了动摇一种已经深深扎根的思维或者行为方式。例如，麦克是一位34岁的科学家，使他痛苦的是在即将到来的旅行中，他是否应该去拜访自己的父母。在过去的几年中，每次他拜访父母，都会毫无例外地和他粗暴的蓝领阶层的父亲大吵一架，因为他的父亲讨厌去机场接他，指责他为什么不自己租一辆车。

他上次回家在机场就引发"火爆"的场面，以致他不得不缩短行程，而且走之前再也没有和父亲说过一句话。但是他想见到母亲，他和母亲的关系一直很近，而且他的母亲和他一样认为他的父亲是个粗俗的、冷漠的守财奴。

我敦促麦克去拜访父母，但是要告诉父亲说他自己要租一辆车。对于我的建议，麦克显得十分震惊。他的父亲总是在机场接他，这是他父亲的角色。如果不再需要父亲，父亲反而可能会感觉很受伤。而且为什么还要浪费钱呢？为什么要花钱租一次车，然后一两天都不会再用到它呢？

我提醒他说，他作为一名科学家的薪水比他父亲的两倍还多。如果他担心自己的父亲受到伤害，为什么不先和父亲通过电话温和地商量一下呢，向他解释一下为什么决定不租车。

"给我父亲打电话谈？"麦克说，"这不可能。我们从来不打电话，我打电话的时候只和我妈说话。"

"这么多规则。这么多固定的家庭规则。"我边想边说，"你说你希望改变和父亲之间的关系？为了实现这一点，一些家庭规则可能必须要改变。在电话上、面对面或者通过信件把所有的事情谈开会有什么危险？"

最后，病人同意了我的劝告，以他自己的风格和角度开始着手改变他和父亲的关系。对于家庭系统的一部分的改变通常会影响到其他部分。在这个案例中，他的母亲取代了他的父亲在好几周的治疗中成为了家庭的主要问题。最后，这一点也得到了解决，家庭成员逐渐走到了一起，麦克深刻地感觉到了他自己在创造和维持他和父亲之间的关系上所起的作用。

另一个病人贾里德不能采取必要的措施来更新自己的绿卡。虽然我知道在他的拖延背后有着十分丰富的动力学素材，但是我们不能立刻进行处理，因为如果他不立刻行动的话，他会被迫离开这个国家，不仅要放弃一个很有前景的研究职位和一段正在迅速发展的恋爱关系，而且也不得不放弃治疗。我问他，是否需要我帮助他进行绿卡的申请。

他回答说需要，于是我们一起勾画了一个行动计划。他保证，在未来的24小时内，会把他向自己过去的教授和雇主询问可否为他写推荐信的电子邮件发给我。然后在下一次治疗的时候，也就是七天以后，他会把完整的申请材料带到我的办公室来。

这个干预足以解决绿卡危机，使得我们可以把注意力重新转移到他的拖延的意义上来：他对于我的干预的感想，他希望我代替他做事，还有他对被观察和帮助的需要。

另一个例子是关于一名叫作杰伊的病人，他决定要和梅格分手。梅格和他之间的关系已经持续了几年，她是他妻子的密友，在他妻子去世前，曾经看护过她，然后又支持他度过了3年的丧偶期。他一直依靠着梅格，在此期间和她住在一起，但是当他逐渐从悲痛中恢复过来后，他意识到他们彼此并不适合，而且经过了一年的犹豫，他终于开了口请她搬出去。

虽然他并不想让梅格做自己的妻子，但是他十分感激她，并且把他名下的一套免租金的公寓借给她住。然后他和其他女人有了一系列短期关系。每当与一个女人的关系结束，他都会因为孤独而感到痛苦，并重新回到梅格身边，直到另一个合适的女人出现。与此同时，他一直给梅格微小的暗示：也许他们最终会成为夫妻。梅格的反应是暂时搁置自己的生活，永远处于一种等待他的状态。

我暗示他说，他的欺骗行为不仅让梅格在生活中停滞不前，也要为他自己的不愉快和内疚感负责。他拒绝承认他的欺骗行为，并且以慷慨地给梅格提供了一套免租金公寓作为证据。我指出，如果他真的对她慷慨，为什么不以一种不让她等他的方式提供这一切呢？例如，直接给她现金或者把房屋转让给她。几次类似的面质性会谈最终使他向自己和我承认：他很自私地拒绝让她走，他想要让她等着，作为一个备胎，作为抵抗孤独的最后保险。

在上面谈到的所有案例中，我给出的建议本身并不是目的，而是鼓励探索的手段：探索家庭系统，探索拖延的意义和好处以及依赖他人的需要，探索欺骗的性质和后果。

通常能够给予帮助的是建议的过程而不是建议的具体内容。例如，一个向我咨询的医生陷入了令人无能为力的拖延之中。他和医院之间出现了一个大问题，因为他不能够完成医疗记录，结果他的办公室里堆积了几百份小山式的记录。

我尝试了所有的方法让他有所行动。我去他的办公室评估任务的大小。我请他带着记录到我的办公室来，对着录音机口述，这样我可以针对他的口述技巧提供建议。我们建立了每周口述的计划，我会给他打电话以确保他按照计划行事。

　　所有这些具体的干预都没有用，但是他毫无疑问被整个过程感动了，也就是我对他的关心超出了治疗室的界限。这对我们的关系是极大的促进，最终推动了治疗工作，使他找到了自己解决积压事务的方法。

51.促成决定——其他方法

像其他治疗师一样，我有自己最喜欢的动员病人的技术，这些技术从多年的临床工作发展出来。有些时候，我觉得强调建立在过去不可逆转的事件上的阻抗是多么荒唐会有所帮助。一次，我遇到一位阻抗的病人，他坚持要为了几十年前发生的事情谴责他的母亲。我帮助他理解了这种观点的荒谬性，方法是让他多次重复下面的陈述："我不打算改变，妈妈，除非你在我8岁时以不同的方式对待我。"多少年来，我多次有效地使用了这个策略（在措辞上当然会根据病人的不同情况有所差异）。有些时候，我只是提醒病人，他们迟早要放弃一种要求过去更美好的目标。

其他病人说，他们之所以无法行动，是因为他们不知道自己想要什么。在这种情况下，我试图帮助他们确定和体验自己的愿望。这可能会让人很焦虑，并且许多治疗师最终可能会厌烦，直想大喊："你真的想要什么吗？"卡伦·霍妮有些时候（可能在恼怒中）会说："你有没有问过自己，你到底想要什么？"一些病人觉得自己没有权力要求任何事情，其他人可能试图通过放弃希望来避免丧失的痛苦。（"如果我从来无所期望，我就永远不会失望。"）还有一些人之所以没有体验过或者表达过自己的需要，是因为希望身边的人能够为他们做决定。

有些时候，人们只有在失去想要的东西时才能够意识到自己想要什么。我发现，在与无法澄清自己对另一个人的感受的病人一起工作的时候，一种有效的方法是去想象（或者角色扮演）当另一个人要断绝关系的时候，如何通过电话与之进行交谈。他们那个时候有什么感受？是悲伤、受伤、轻松还是高兴？我们能够找到和这些情感相对应的可能的行为或者决定吗？

有些时候，当病人陷在一个决策困境的时候，我会告诉他（或她）在加缪的《堕落》（The Fall）中，有一句话深深地感动了我："相信我，对于一个人来说，最难放弃的事是他真的不想要的事。"以此来激励他们。

我尝试了很多方法帮助病人更为客观地看待自己。有些时候，我从我的督导刘易斯·希尔（Lewis Hill）那里学到的一个视角改变策略非常有效。我以如下方式使得病人成为一个自我咨询者：

"玛丽，我在对我的一个病人的工作中遇到了困境，想要向你咨询，也许你会有一些有用的建议。一个聪明、敏感、有吸引力的45岁的女性告诉我说，她的婚姻十分糟糕。许多年来，她一直计划等女儿上大学以后就离开她的丈夫。那时离这个时间点的到来还有一段距离，尽管她十分不开心，她还是要停留在同样的情境中。她说她的丈夫不爱她，而且对她有言语暴力。但是她不愿意请他和她一起寻求家庭治疗，因为她已经决定要离开。如果他在家庭治疗中出现任何变化，那么她就更难离开了。但是现在，她的女儿离开家上学已经有5年了，她仍然在同样的处境中，没有任何改变。她既不会进行婚姻咨询，也不会离开。我想要知道，她是不是在浪费自己唯一的生命以惩罚他。她说，她想让他先行动。她祈祷说，希望能够抓到他和另一个女人（或者男人，她一直对此有所怀疑）在床上，这样她就能够离开了。"

当然，玛丽很快就意识到，所谓的病人就是她自己。听到她自己以第三者的口吻进行描述可能会让她更加客观地看待自己的处境。

52. 让治疗成为一个连续体

许多年前，罗洛·梅给我做了两年的治疗。那时他在蒂伯龙市生活和工作，而我在帕洛阿尔托市，两地之间的车程是75分钟。于是我想我可以充分利用交通时间，在路上听上次治疗的磁带。罗洛·梅同意我对治疗录音，很快，我发现重新听上次治疗的过程奇妙地促进了治疗，因为我用更短的时间进入了上次治疗所发现的深层次的重要主题。这种方法如此有效，以至于此后对所有到我的办公室需要很长一段交通时间的病人，我都会对其治疗进行录音。有些时候，我也会对住得近的病人录音，当他们奇异地无法回忆上次治疗内容的时候——这也可能是情感极端不稳定或者短暂的解离阶段造成的。

这个特别的技术体现了治疗的一个非常重要的方面：当治疗接近一个连续体时，治疗的效果最好。如果治疗之间并不是连续的，整体治疗效果就会差得多。用每次的治疗时间解决每周出现的危机是最无效的工作方式。当我开始做治疗的时候，我听到斯坦福大学精神病学系主任戴维·汉堡（David Hamburg）以玩笑的口吻把心理治疗称作"循环治疗"。从这个观点来看，我们的确一直在进行"修通"。我们提出新的主题，在其上工作一段时间，然后转向其他问题，但是经常回到相同的主题上来，每次都使探索更加深入。心理治疗过程的这种循环性被比作换车胎。我们把螺母放在螺钉上，每次拧紧一个螺母，然后去拧其他螺母，直到轮胎被固定得恰到好处。

我极少自己来开始一次治疗。就像其他治疗师一样，我等着病人开始每一次治疗。我想要知道他的"紧要点"是什么——紧要点是梅兰妮·克莱茵（Melaine Klein）提出的概念。但是，如果是我开始一次治疗，一定会重新提到上一次治疗。如果那是一次特别有意义的或是激发了很多情感的治疗，我可能会说："我们上周讨论了许多重要的问题。我想要知道你回家的时候有什么感受。"

我的目的当然是把当前的治疗和过去的治疗联系在一起。给治疗团体写小结，并且在下次治疗前寄给每个团体成员，也为的是同样的目的。有些时候，团体治疗是从成员就小结中的问题发生争论开始的。他们指出他们看问题的方式有所不同，或者他们和治疗师的理解不同。我欢迎这种不同的观点，因为它增强了治疗的连续性。

53.为每次治疗做记录

如果治疗师要成为治疗过程的"历史学家",并且关注于治疗过程的持续性,他们就必须长期对治疗过程进行记录。医疗保健体系和可能的诉讼危险除了威胁到心理治疗的构成因素之外,也给了我们一些积极的东西:它们敦促治疗师经常记录治疗过程。

在过去有秘书的时候,我经常会口述,然后誊写对每次治疗的详细总结(这本书以及其他书的许多材料都来自这些记录)。现在,在每次治疗结束之后,我会立刻花几分钟的时间把这次讨论的重要问题录入电脑,还包括我的感受和每次没有完成的事情。我总是调整我的日程表,使我能够在每一次治疗前,先读到治疗记录。如果我发现没有什么重要的要记,这本身就是一个重要的信息,可能表明治疗陷入了停滞状态,病人和我没有进入新的阶段。许多治疗师每周见病人几次，因此，记录的需要没有那么高，因为上次治疗过程还能鲜活地保存在记忆中。

54.鼓励自我监察

治疗过程是自我探索的练习，我鼓励病人利用任何可能的机会强化我们的探索。如果一个病人在社交场合总是感到不舒服，当他告诉我他接到了一个参加大型宴会的邀请时，我通常会说："太好了！这是一个让你了解自己的好机会！在这个时候对你自己进行观察，之后做记录，这样我们可以在治疗中进行讨论。"

去父母的家也是极其丰富的信息来源。在我的建议下，我的病人开始和自己的兄弟姐妹进行比往常更长时间的、更深层次的谈话。任何形式的班级聚会也是一个很好的信息来源，也是一个重新处理旧时关系的机会。我敦促病人尝试从其他人那里了解他们是被如何看待的。我知道一个年长的人遇到了一个小学五年级时的同班同学，她告诉他，她记得他是一个"漂亮的男孩，长着漆黑的头发,略带腼腆的微笑"。当他听到这些的时候,不禁哭了。他一直为自己的普通和笨拙而感到遗憾。他相信,如果任何人在那个时候告诉他说他很漂亮,将会改变他的整个人生。

55.当你的病人哭泣时

如果你的朋友在你面前哭泣，你会怎么做呢？通常，你会试图提供安慰。"没事儿的，没事儿的。"你可能会安慰他说。或者你可能会握住朋友的手，或者赶紧去拿纸巾，或者寻找某种方法让你的朋友恢复自控并停止哭泣。但是治疗情境要的是一些超越安慰的东西。

因为哭泣通常意味着进入了深层次的情感领域，治疗师的任务不是表现得礼貌，帮助病人停止哭泣，而是相反——治疗师可能要鼓励病人进入得更深。你可能会让他们说出自己的想法："现在不要试图离开这种状态。停在这种状态中。请就这样和我说话，试着把你的感受用语言表达出来。"或者可以问一个我经常用的问题："如果你的眼泪能够出声，它们正在说什么呢？"

心理治疗可以被看作交替进行的情感表达和情感分析。换句话说，你鼓励情感的表达，但是你必须对表达的情感进行反思。这个过程在团体治疗中会更为明显，因为团体情境中引发的情感十分强烈。但是在个体治疗中也能显著地观察到这个过程，尤其是在病人哭泣的时候。因此，当病人哭泣的时候，我首先鼓励病人挖掘哭泣的内容和意义，然后一定要分析哭泣行为本身，尤其是因为它和"此时此地"相关联。我不仅会询问与一般性的哭泣相关的感受，还会问当有我在场时，病人哭泣时有什么样的感受。

56.在不同的病人之间给你自己留些时间

我希望这条尚不流行的建议能够在治疗师之间广为传播。很多治疗师的实践工作被经济需要的大潮毫不容情地推动着。

在治疗之间要留下足够的时间，不要对你和你的病人过于苛刻。我经常对每次治疗进行详细的记录，而几乎在每次治疗开始的时候，我都会提起上一次的记录。我的记录通常包含着未完成的事情——应该追问的主题或者话题，或者没有完全处理完的病人和我之间的感受。如果你对每个小时都十分认真，你的病人也会如此。

一些治疗师的日程安排十分紧张，以至于在不同病人的治疗之间根本就没有间隙。在我看来，如果需要花很多时间回复电话的话，10分钟的治疗间隙都不够。我做记录、阅读上次治疗记录和思考的时间从来没有少于10分钟过，而我更倾向于在这上面花15分钟的时间。15分钟的治疗间隙会使一些问题复杂化，例如，病人的治疗可能会安排在奇怪的时间点上（指的是非整点，例如，差15分3点之类的），但是我的所有病人非常快地就适应了这一点。除此之外，这样安排会延长你每日的工作时间，还可能会减少收入，但是却很值得。亚伯拉罕·林肯曾经说过一句名言，如果他有8个小时的时间去砍一棵树，他会先花几个小时去磨斧头。不要成为没时间磨斧头的砍树人。

57. 直接说出你的困境

通常，当我感到自己卡住了，很难对病人做出反应的时候，是因为我被两个甚至更多的顾虑套住了。我相信，直接说出遇到的难题永远都不会错。

"泰德，让我打断一下。我觉得今天被两种彼此矛盾的感受卡住了：一方面，我知道你和你老板冲突的过程十分重要；另一方面，我也知道在我打断你的时候，你经常会觉得受伤。但是我有一种强烈的感觉——你今天在逃避一些重要的问题。"

"玛丽，你说你不相信我对你完全真诚，我太有策略、对你很圆滑。我想你是对的：我确实有所保留。我经常觉得自己陷在一个困境中：一方面，我想要更自然地和你在一起；另一方面，我又觉得你很容易就会受伤。因此，我的话对你的影响超出了应有的程度。我感觉自己必须要非常非常小心地措辞。"

"皮特，我有一个困境。我知道埃利是你想要和我讨论的话题，我感觉到你有强烈的愿望要这样做，我不想让你失望。但是另一方面，你说你和她之间的关系没什么意义，这一关系对你来说完全是个错误，永远不会有结果。听起来，我们需要进入更深的层面，试着讨论一下是什么造成了你那么强烈的迷恋。近期，你和埃利的交往细节已经占用了我们太多的时间，我们进行更深层次探索的时间太少了。我建议限制一下讨论埃利的时间，也许每次只谈10分钟。"

"麦克，我不想要回避你的问题。我知道你觉得我回避了你关于我的私人问题。我不想要回避，我保证会重新回到你的问题上来。但是我确实感到，如果我们先来看一看你问这些问题是为了什么，会对我们的工作有很大帮助。"

最后一个例子。苏珊是我的一个病人，在她打算离开丈夫时，她来找我咨询。在几个月的有效咨询之后，她的感觉好了一些，和丈夫的关系也有所改善。在一次治疗中，她描述了最近一次和丈夫的关于性的讨论，并且模仿了我的一句话（同时也扭曲了它），结果两个人都捧腹大笑。他们通过一起嘲笑我使得他们的关系更近了。

我该怎么反应？这里有不同的可能性。首先，这件事反应了她和她丈夫感觉有多么亲近，是他们长时间以来，或许几年以来，最亲近的一次。为了这个目标，我们一起努力工作了很长时间，我可以为这一进步表达我的喜悦。或者我也可以对她扭曲我的话进行反应。我还可以指出她是如何处理三角关系的：她长期以来在处理三角关系上都感到极端不舒服，包括俄狄浦斯三角（她、她丈夫和他们的儿子）；她和两个朋友；她、她丈夫和我。但是我最强烈的感觉是她欺骗了我，而且我并不喜欢这样。我知道她对我有很多感激和积极的情感，但是为了使自己和丈夫之间的关系更紧密，她选择了削弱我们之间的关系。但是这种感觉是否正确呢？我有没有让个人的不快妨碍了从专业角度来说对来访者最好的处理方式呢？

最终，我决定袒露所有的感觉和我在决定袒露这些问题时的困境。我的自我暴露使我们对一些重要的问题进行了富有成效的讨论。她很快意识到，这个三角是其他关系的缩影，她的朋友肯定有过和我类似的体验。的确，她的丈夫感受到了我的威胁，她想要通过嘲讽我来安抚他。但是她可能借此无意识地促进了他和我之间的竞争性情感吗？没有其他方式能够既安抚他又不损害我和她之间的关系吗？我说出了自己的感受，使得我们能够一起探索她长期以来在人际关系上的一种非适应性模式：以贬低一个人来抬高另一个人。

58.家访

　　我曾经几次登门拜访过我的病人。我总是感到做得还太少，因为每次家访都被证实非常有价值。每次探访都使我了解到了病人的不同方面（如果不去，我永远也无法了解到），例如他们的癖好、工作对其家庭生活的侵入、审美情趣（从家具、装饰和艺术作品中看出）、娱乐喜好、家里的书和杂志。一个病人抱怨说他没有朋友，但是他的家里无比脏乱，根本没有顾及访客的感受。一个年轻的、有吸引力的、梳洗整洁的女士来寻求帮助，为的是她不能和男性建立很好的关系。但是她对自己的居室环境表现出了极少的关注：地毯上厚厚的污垢、一堆纸箱里装满了旧的邮件、破烂的家具。难怪她的男性访客来了都会被吓跑。

　　对另一位病人的家访使我第一次了解到她养了十多只猫，她的屋子里充满了猫尿味，以致不能在家里接待朋友。对一位本来显得野蛮、不敏感的男性的家访使我惊讶地发现，他家的墙上挂满了中国山水画和中文书法。

在家访之前进行的讨论可能尤其有效。病人可能会对这种暴露产生焦虑，他们可能会犹豫是应该进行大扫除，还是让自己的家看起来就像平常一样。一个病人变得非常焦虑，有一段时间抗拒我的家访。当我看到她的公寓时，她看起来非常尴尬，因为她的一面墙上放置的都是有关过去爱人的纪念品：嘉年华玩偶、歌剧院票根、在塔希提岛和阿卡普尔科（两个风景胜地）照的照片。她为什么感到尴尬？她一直有一种强烈的愿望想要获得我对她智力能力的尊重，而当我看到她如此沉浸于过去的时候，她感到十分羞愧。她知道永远迷恋过去的爱是十分愚蠢的行为，而且她认为，当我看到她如此阻碍自己前进的时候可能会对她很失望。

另一个沉浸在丧偶之痛中的病人在治疗中总是谈到他妻子仍然存在的影响，于是我建议进行一次家访。结果发现他的房子里充满了和妻子相关的纪念物，包括放在起居室中间的那个又大又破旧的沙发，他的妻子就是在这个沙发上面去世的。墙上挂满了妻子的照片（包括妻子自己拍摄的照片），书柜里全都是妻子的书。最重要的是：从屋子里面很少能"看到"他自己——他的品位、他的兴趣以及令他舒服的地方。这次拜访本身对病人来说也很有意义，说明我对他足够关怀，所以进行了这次家访。而且这次拜访也带来了巨大的改变，他声称需要我的帮助来改造他的家。我们一起安排了日程和逐步改变房间布置的方法，这两者都促进并且体现了对丧失和哀悼所做的治疗工作的进展。

也有一些人很少表现出对自己的关心，好像他们的生命中不配有美好和惬意。一个病人出乎我意料地在家里收藏了成百上千本旧杂志和电话薄，一堆一堆的，满屋都是。我学生的一个病人也收藏了很多东西，在经过了两年的治疗之后，她最终同意治疗师到她家拜访，并且对治疗师说："你必须保证不要哭。"她的这句话表明，她同意治疗师的家访是她真的开始改变的表现。

家访是重要的事件，我并不想向新治疗师传达可以轻易进行这一步的意思。首先需要建立界限，并且尊重界限，但是当情况需要的时候，我们必须在所提供的治疗中灵活一些、有创造性一些、更加个体化一些。另一方面，你可能会奇怪，家访曾经在医疗保健中十分常见，为什么现在却被人认为是鲁莽又冒险的行为。我很高兴看到现在已经有了一些变化，家庭治疗师已经开始强调更多地在病人家里安排治疗会谈了。

59. 别把解释看得太重

在前面，我们谈到过我和病人共同进行的一个实验，我和她分别记录每次治疗，结果发现我们记录和看重的是同一治疗过程中非常不同的方面。我看重自己知性的解释，但是这对病人来说没有多大影响，她看重的是一些和关系有关的小事情。在许多发表的第一手的治疗描述中都指出了这一差异。治疗师对解释和顿悟的看重要远远大于病人。治疗师总的来说过度看重知性解释，从心理治疗诞生之日开始就存在着这个现象，弗洛伊德给出了两个颇有吸引力却有误导性的隐喻。

第一个是一幅图像，治疗师就像一个考古学家，努力扫掉掩埋了记忆的尘土，来寻找真相——在病人的早年究竟发生了什么，寻找早期创伤、原始图景、最初的事件。第二个隐喻是拼图，弗洛伊德认为，只要找到最后遗失的一片，整张拼图就完整了。弗洛伊德的许多案例读起来就像神秘故事，读者急切地向后读，期望看到一个圆满的答案可以使所有的谜团都被解开。

很自然地，我们把自己对知性解释的热情传递给了病人。尼采曾经说过："在交谈的时候,我们甚至会创造对方的表情,使其与我们认为自己说出的精彩之语对应。"弗洛伊德毫不掩饰地表达了自己对知性解释的热情。不止一个病人描述过他的一个习惯:在做出一个特别有洞见的解释之后,他会去拿"胜利的雪茄"以示庆祝。大众媒体长期以来也在向大众传递这个错误的治疗观点。好莱坞电影对此的典型表达方式是:治疗师经过了重重困难,追踪了许多错误的线索,克服了欲望和危险,最终实现了伟大的澄清和洞察。

我并不是说知性的解释并不重要。实际上它很重要,但其为何重要和我们通常认为的不尽相同。我们不能忍受一个永远捉摸不定的存在,因此渴望绝对真理带来的惬意。正如尼采所言:"真理是一种妄想,没有它,任何种族都无法生存。"我们有一种与生俱来的寻求解决方法的、完形主义的需要,我们坚持认为解释或者某些解释是可能的。这让事情变得可以忍受,使我们拥有了某种控制感。

但是重要的并不是知性追寻的内容,而是其过程,这才是心理治疗提供给每位病人的东西:病人因为对其生活细节的关注而感到温暖,治疗师因为解开生活的谜团而感到振奋。其美妙之处在于,它让病人和治疗师紧密地联结起来,在其中孕育了最重要的改变动因——治疗关系。

在实际中,知性解释和治疗关系之间的联系非常复杂。治疗师对病人的生活——不管是过去的还是现在的——了解得越多,就卷入得越多，成为一个愈发共情的旁观者。而许多解释明确地以促进治疗关系为目的，治疗师一次又一次地试图澄清阻碍他们和病人建立联结的障碍是什么。

从最基本的层面来看，洞见和变化之间的关系仍然是个未解之谜。虽然我们理所当然地认为洞见会引发变化，但是这个因果关系从来没有经受过实证检验。实际上，有经验的、富有思想的治疗师提出，把这个因果关系反过来也是成立的，即洞见在改变之后发生，而不是之前。

最后，让我们记住尼采的名言："不存在真理，只有解释。"如此一来，即使我们真的提出了某些巧妙的解释，我们也必须意识到这不过是一种观点、一个解释，而不是事情的唯一答案。

想象一下，一个绝望的失去了丈夫的女人不能够忍受孤独一人没有伴侣。但是在另一方面，任何可能的与某个男人的新关系都被她自己破坏了。为什么呢？经过了几个月的工作，我们可能会做如下解释：

- 她担心自己受到了诅咒。任何一个她爱过的男人最终都死去了。因此，她才避免亲密关系，以免她不祥的命运伤害到其他人。
- 她之所以害怕与一个男人有亲密关系是因为他可能会看到她内心的深处，发现她本质上恶劣、淫秽和狂暴的冲动。
- 如果她真的允许自己爱上另一个人，这将会迫使她承认她的丈夫已经真的死去了。

- 爱上另一个男人意味着背叛：这将会表明她对丈夫的感情并不像她所想的那么深。

- 她已经失去了很多，无法承受另一次的丧失。人实在是很脆弱，每当她看到生活中新的男性的时候，她就仿佛透过他的皮肤看到了下面的骨头，就充满了他会很快变成一堆枯骨的想法。

- 她讨厌面对自己的无助。过去，当她的丈夫对她发火的时候，她感觉自己在丈夫的怒火中毁灭了。她下决心再也不让同样的事情发生，再也不会给任何一个人同样的控制权。

- 确定和一个男人建立关系意味着放弃所有其他的机会，她不想放弃其他的机会。

这些解释哪个是对的呢？有一个是对的？几个都对？每个解释都代表一种建构，有多少个解释系统就有多少种解释。现在，没有哪个解释会带来根本差异。但是寻找解释的过程使得治疗师和病人彼此联结，而这种联结会最终起作用。病人冒险走出一步，选择和我建立更深层次的关系，而且我并没有离开。我没有因为她的愤怒而被摧毁，我仍然和她保持亲近关系。在她最绝望的时候，我抓住了她的手，我仍然活着，并没有成为她的厄运的牺牲者。

60. 促进治疗的方法

几十年来，治疗团体或者个人成长团体一直在采用一些推动或者"解冻"的技术。我发现，一些技术十分有用，包括"信任坠落"，就是整个团体围着一个成员成一圈，中间的成员闭上眼睛向后倒，由后面的成员接住。在"最高机密"的练习中，每个成员在相同的纸上写下一个让他们觉得披露起来很危险的最高机密，但是不写出任何可以辨识身份的细节。然后，重新分配这些写好的纸，每个人都会读到另一个人的最高机密，接着一起讨论如果这个秘密是自己的，会有什么样的感受。还有一个技术是重新播放过去某次治疗片段的录像。或者，在学生团体中，成员轮流扮演团体领导的角色，并且评价彼此的表现。或者，为了打破一段很长的沉默，团体成员可能会建议进行一次快速的"轮动"，即由团体成员讲出自己在沉默时的自由联想。

所有这些技术只不过是练习的第一阶段。每次团体领导必须进行简要陈述，必须帮助团体成员总结从练习中得到的信息：例如，成员对信任、共情和自我暴露的态度。

我曾经用过的一次最有力的干预是"我是谁"的练习（在一个由癌症病人组成的团体中，同时作为教学演示，还有许多旁观者）。我给了每个成员8张纸，让他们在每张纸上写下对"我是谁"的一个回答（可能的回答是：一个妻子、一个运动员、一个性感的人、一个会计师、一个艺术家、一个女儿，等等）。随后，成员要按照重要程度为这些身份排列顺序。

接着，让成员按照从最不重要到最重要的顺序对每一个答案进行冥想，想象如果在自我中去除这一部分会怎么样。每隔几分钟给出一个信号（一声轻柔的钟响），就换到下一张纸，在钟响了八次之后，所有的纸都要被扣过来，然后成员重新进行排序。在练习之后的讨论中（不管对本练习还是其他练习，之后进行的讨论是最为重要的），团体成员讨论了触动自己的问题：例如，关于同一性和核心自我的问题，对于放弃的体验，以及对死亡的幻想。

我发现在个体治疗中，这种促进性技术通常并不十分有效。有一些治疗取向，例如，格式塔治疗，使用了大量练习，如果运用得当的话，会促进治疗。但是，也有一些年轻的治疗师准备了一堆练习，每当治疗看起来放缓的时候，就赶紧用一个练习来振奋气氛。治疗初学者必须学会在某些时候只是沉默地静坐。有些时候，这可能是一种在沉默中的交流；有些时候，这只是在等待病人的想法成形并清晰到可以表达出来的程度。

但是，治疗师对不同的病人必须发展出不同的治疗，在某些适当的时候，治疗师需要发展一些练习以适应特定病人的需要。

在这本书的其他地方，我讨论了一些类似的技巧：一次家访、角色扮演或者请病人撰写自己的墓志铭。我也会请病人带自己家庭的老照片来。和病人一起看其和过去生命中重要他人的照片，我不仅会感觉和病人联系得更紧密，而且病人对重要生活事件的记忆和情感也会因为这些老照片而被大大地激活。有些时候，请病人给生命中未完成事件中的另一方写一封信也是有效的（和我一起看，而并非一定要寄出），例如，写给见不到面或者已经去世的父亲或母亲、前妻或者孩子。

我自己最常用的技术是非正式的角色扮演。例如，一个病人谈到她不能够就某个问题直接向身边的人表达意见——假设她对和朋友一起在海边度过一周的时间感到非常焦虑，因为她需要时间独自一人去冥想、去阅读或者思考，我可能会建议她进行一次简短的角色扮演，她扮演朋友，而我扮演她，向她演示如何表达这样一个请求。有些时候，我们也会进行相反的扮演：我来演朋友，她来练习该如何表达。

弗里茨·皮尔斯（Fritz Perls）的空椅技术有些时候也会有用。我请某些带有强烈自责倾向的病人把他们自己身上那个批判的、自责的部分放在空椅上，和它对话，然后转换椅子，让批判的部分向主要的自我表达自己。不过，我需要再一次强调的是，这些技术之所以有效，并不是以其自身为目的，只是为了产生能够用于进一步探索的信息。

61.治疗作为生活的预演

当听到其他人把治疗工作仅仅比作"购买友谊"的时候,许多治疗师都觉得无言以对。虽然这种说法有一些真实之处,但它不应该让我们无言以对。治疗师和病人之间的友谊在治疗中是必要的,注意是必要的,但绝非充分的。心理治疗并不是生活的代替品,而只是生活的预演。换句话说,虽然心理治疗要求营造亲密的关系,但是这种关系并不是目的,而是达到目的的手段。

治疗关系的亲密性具有多重目的:它给病人提供了一个安全的环境,使得他们能够尽可能充分地表达自己;而且,在充分表达了自己之后,它还提供了被接受和理解的体验;它能够向病人教授社会技能;它使病人了解自己需要什么样的亲密关系,同时认识到这种亲密关系是可能的,甚至是可以经过努力达成的。最后,也是最重要的一点,卡尔·罗杰斯发现,治疗关系可以作为一个内部的参照点。在治疗之外，病人可以通过想象回到这一点上来。一旦达到了这种程度的亲密，病人可以希望甚至是期望在生活中获得类似的关系。

经常会听到的一种说法就是：出色的病人或者团体成员（在个体治疗或者团体治疗中）在外部生活中却毫无改变。他们能和治疗师建立很好的关系，或者在团体中是核心成员，但是却不能把他们所学的应用在治疗之外的情境中。换句话说，他们把治疗看作真实的生活，而不是生活的预演。

很明显，在治疗情境中的行为改变是不够的，病人必须能够把这种改变迁移到生活环境之中。在治疗的后期，我会积极推动这种学习的迁移。如果必要的话，我会开始积极地敦促病人在工作、社会和家庭环境中实验新的行为。

62.利用最初的抱怨作为手段

不要忘记利用病人最初的抱怨。正如下面的例子所示，病人寻求治疗的原因可能会在治疗出现困难的阶段帮助你。

一位50岁的治疗师给一位40岁的临床心理学学生罗恩做了几个月咨询之后，遇到僵局，到我这里来做咨询。罗恩不久之前被一个约会了几次的女人拒绝了，之后就开始在治疗中要求得更多，他坚持要求治疗师握着他的手，并且给他支持性的拥抱。为了给他的这些要求提供支持，他还带去了我写的一本书《妈妈及生命的意义》。在那本书里，我描写了一位沉浸在痛苦中的失去了丈夫的女人，在治疗中，我握着她的手产生了积极的效果。被治疗师拒绝后，罗恩十分生气，在治疗结束之后不肯与治疗师握手，还列举了治疗师的一大堆缺点。

他的治疗师感到越来越不舒服、困惑，有愈发强烈的被控制感，而且对罗恩孩子般的行为感到十分气恼。她试图冲破困境的每一种方式都失败了，而且对罗恩的愤怒程度感到越发的恐惧，以致考虑中止治疗。

在督导中，我们回顾了罗恩最初寻求治疗的原因——处理他和女性相处的关系。罗恩是一个有吸引力的男性，他很容易和女性建立关系，大多数晚上，他都和自己的好友在酒吧选择女人共度春宵，然后再立刻寻找新的女人。终于有几次，他发现某个女性格外地吸引人，希望能够与其继续发展关系，结果却很快被甩了。他不确定为什么，但是他猜测可能是因为他总是坚持自己的要求无论在什么时候都必须立刻得到满足，这使得那个女人很快就厌烦了。正是因为这些原因，他才选择了一个女性治疗师。

这个信息使得治疗的困境变得清晰起来，并且提供了把治疗向前推进的重要方法。病人和治疗师之间的尴尬绝不是病人的生活在治疗室中的偶然重复，而是一种不可避免的、重要的发展。罗恩当然会从他的治疗师那里要求更多的东西。罗恩当然会贬低她，她当然想要离开他。但是如何把这些变成有治疗性的呢？

回想"40. 反馈：趁'凉'打铁"中提到的，时机是最为重要的因素：当病人的情绪减弱到允许他以一种更为平静的视角来看待自己的行为的时候，才是解释最为有效的时候。当出现了这个时机的时候，就可以将当前问题作为切入点。以治疗同盟为依托，我建议治疗师和病人一起了解事件的整个经过。例如：

"罗恩，我想过去几周我们之间发生的事情十分重要。我想和你谈谈为什么它们这么重要。想想你最初为什么会来见我。是因为你和女性之间的关系上总是出现问题。既然这样，我俩之间也不可避免地会出现让人不大舒服的问题。即使这对你我来说都不会很舒服，我们仍然必须把它当作一次不同寻常的学习机会。在这里发生的事情让我们想起了在你的社交生活中发生的事情。但是两者之间有一个根本的差异，也是治疗情境的一个独特之处，即我不会中断关系，我会一直在你身边，帮助你找到一些在过去的关系中从来没有关注过的东西，也就是你的行为给其他人带来的感受。"

接着，治疗师可以继续分享她对罗恩的行为的感受，以一种温和的、支持性的方式把这些感受表达出来。

63. 不要害怕碰触你的病人

我在约翰·霍普金斯大学开始精神科培训的时候，曾经参加过一次精神分析取向的案例讨论会，会上大肆批评了一个年轻的治疗师所报告的案例。在这个案例中，治疗师在治疗结束之后帮助他的病人（一位上了年纪的女性）穿上了外套。紧接着，与会者进行了一次漫长但是热烈的讨论。一些不那么有批判性的与会人员认为，虽然治疗师明显犯了一个错误，但是病人的年龄和当时外面肆虐的暴风雪使得这个错误的严重性降低了一些。

我从来没有忘记过这次事件，即使是几十年后的今天，另一个参加了那次会议的医生好友仍然会和我一起调侃关于"外套事件"及其所代表的那种非人性化的治疗观点。这种严格培训所造成的不良后果需要多年的经验和矫正性经历才能被消除。

一次矫正性的经历发生在我发展自己领导癌症病人支持团体的方法的时候。在我带领的第一个团体开始几个月后，一个团体成员建议以另一种方式结束每次治疗。她点起一支蜡烛，请我们手拉着手，然后带领着团体进行冥想。我之前从来没有和病人拉过手，但是在当时的情况下，我别无选择。我加入了进去，立刻就像其他团体成员那样，感觉到这是一种更为激励人心的结束团体会谈的方法。在以后的几年中，每次结束治疗的时候，我们都会采用同样的方法。冥想本身就能让人沉静下来，恢复力量，但是尤其触动我的是彼此拉着的手。治疗师和病人之间人为设置的界限——所谓生病的和健康的，垂死的和活着的——在我们所有人都感到和其他人融入到共同的大爱之中后就消失了。

我在每次治疗时都特别注意与病人有一些躯体接触，例如，握手、拍拍肩膀，或者在治疗结束后陪伴病人走到门口。如果一个病人想要和我更长一些时间地握手或者想要拥抱，我只在有一些强制性原因存在时才会拒绝，例如，担心可能会引起性方面的感觉。但是，不管是何种接触，我在下一次治疗的时候都会重新提起这件事，也许就是很简单的一句话："玛丽，上周我们的治疗是以一种不大一样的方式结束的，你用双手握住我的手，并且握了很长时间（或者'你要求我们拥抱'）。看起来你似乎非常强烈地体验到了什么。你还记得吗？"我相信，每位治疗师对于躯体接触都有自己秘密的界限。例如，许多年前，一位年长的、非常有经验的治疗师告诉我，许多年来，她的病人在每次治疗结束时都会吻一下她的面颊。

可以进行躯体接触，但是一定要注意，躯体接触应该是为治疗服务的。

假设一个病人因为癌症扩散或者任何可怕的生活事件而正处于极度绝望中，在治疗中若他（或她）要求握着我的手或者拥抱我一下，我会毫不犹豫地接受，就像我会毫不犹豫地帮助那位马上就要面临暴风雪的老妇人穿上外套一样。如果我发现没有任何办法能减轻痛苦，我可能会询问他（或她）希望我做什么：静静地坐着？问问题、更积极地引导治疗？把椅子挪得更近一些？握着他（或她）的手？我会尽我最大的可能以一种更为关爱的、人本的方式反应。但是之后，我总会再次提出这个事件：我会谈到我的行为引起了什么样的感受，我也会说出我自己的感受。如果我担心我的行为可能会被看作具有性的意味，我会直接告诉病人我的担心，并且明确在治疗关系中可能会有与性相关的感觉，这时应该直接表达出来并且讨论这种感受，但是绝对不会有与性相关的行为。

当然，我从来不强求躯体接触。例如，如果一个病人愤怒地离去，拒绝与我握手，我会尊重这种保持距离的意愿。很多深受困扰的病人有些时候会对于躯体接触有一些强烈的、个人化的情绪，这时我会直接询问，"今天我们还像过去一样握手吗？或许今天最好不要握手？"在以上这些情况下，我在下一次治疗的时候一定会讨论这一事件。

这些建议可以作为对治疗的指引。在治疗中，与躯体接触相关的困难选择并不少见，但当躯体接触的确存在的时候，对治疗师来说重要的是不要过分围于法律方面的担心，而应像下面的例子那样，敏感地、负责地、创造性地进行治疗工作。

我治疗了一年的一位中年女性因为治疗脑瘤所需的化疗失去了大部分的头发。她对自己的外表充满了担心，经常会说如果她不戴假发，其他人会觉得多么恶心。我问她，她觉得我会做出什么反应。她觉得我也会改变自己对她的看法，会觉得她让人厌恶，会躲开她。我表示我无法想象自己会躲开她。

在接下来的几周，她一直考虑在我的办公室里摘掉假发。一次，她宣称到了可以摘掉假发的时候了，然后要求我向其他地方看，自己深吸了一口气之后摘掉了假发，并且用随身带的小镜子整理了剩下的几绺头发。当我回过头来看她的时候，我有一刻——仅仅有一刻——被她突然衰老的外表震撼到了，但是我很快把她与我所认识的那个可爱的人联系在了一起，并且想象自己的手指捋过她剩下的头发。当她询问我的感受的时候，我把自己的想象告诉了她。她的眼睛里瞬间充满了泪水，伸手去拿纸巾。我把纸巾盒向她推近了一些，然后问道："我们能试一试吗？""那一定很好。"她回答说。于是我走到她的身边轻轻抚摩她的头发和头皮。虽然这只持续了一小会儿，但是它在我们彼此的心中都留下了不可磨灭的印象。她最终战胜了癌症。多年以后，她因为另一个问题来找我咨询，那时她谈到我抚摩她的头时给她带来了一种精神力量的显现。那是一个具有强大肯定性的行为，极大地改变了她消极的自我形象。

一个类似的表达来自我的一位失去了丈夫的病人。她的绝望是那么沉重，每一次来到办公室的时候，她都会因为过于痛苦而无法说话，我只是握着她的手就给了她深深的安慰。许久以后，她告诉我，这是治疗中的一个转折：它给了她依托，使她感到和我很近。她说，我的手就像压舱石一样，阻止了她飘向绝望。

64.和病人的相处永远不要有性的意味

性越轨的高发生率在过去几年中已经成为一个沉重的问题，不仅仅是在心理治疗中，而是在所有存在权力差异性的情境中：神职、军队、企业、政府、医药和教育机构，等等。虽然在每种情境下，性越轨都会具有重要的影响，但是在心理治疗领域，它带有特殊的意义。因为在心理治疗领域，强烈和亲密的关系对于治疗来说具有核心意义。在这种情况下，性关系对于任何一方，包括治疗师和病人，都是极具破坏性的。

这种越轨在心理治疗领域具有双重的危害。作为个体的病人被背叛和伤害了，由此引发的对抗性反应对整个领域都是高度破坏性的。职业组织要求治疗师在执业时极度谨慎。他们不仅仅反对任何一种不同寻常的亲密性，也反对任何亲密性的外在表现，因为执法机构相信无风不起浪。换句话说，我们必须避免任何若不考虑当时的背景就可能会显得可疑的情况。治疗师被告知，要避免任何非正式性行为：避免使用非正式称呼、不要提供咖啡或者茶、不要让治疗时间超过50分钟、不要在当天工作的最后一个小时看一位异性病人。一些诊所甚至考虑对所有的治疗都进行录像，以确保病人的安全。我知道有一位治疗师在被不公正地起诉过之后，开始拒绝与病人的任何躯体接触，甚至连握手也不行。

这些都是危险的。如果我们不在这个问题上重新找到平衡点，我们就不得不牺牲心理治疗中最核心的东西。正是出于这个原因，我写了前一节。现在，为了让学生不要犯把治疗性亲密与性亲密划上等号的错误，我提出了以下对于性越轨的看法。

在治疗情境中，强烈的性感受不可避免。在病人和治疗师之间存在着如此亲密的关系，为什么不会出现性感受呢？病人经常对治疗师产生爱慕或者性的感受。这种正移情的动力总是由多种因素决定的。首先，病人处于一种非常少见的、令人满足的和愉快的情境中。他们的每句话都被认真倾听了，过去和现在生活中的重要事件都被探索了，他们被关心和照顾，得到了无条件的接受和支持。

对这种慷慨，一些人不知道该如何反应。他们能提供什么作为回报呢？许多女性，尤其是自尊很低的女性相信，她们能够提供的唯一回报就是性。性在她们过去的关系中也是一种可依赖的商品，如果没有性，她们就只能预见到治疗师终会对她们失去兴趣并最终被治疗师所遗弃。其他人把治疗师抬高到一种不切实际的、高高在上的、超越生命的位置，他们可能有一种愿望——要融入比他们强大的东西之中。还有一些人想和他们不认识的治疗师的其他病人竞争治疗师的爱。

所有这些动力应该成为治疗谈话中的一部分：它们也以某种方式给病人的生活中造成了困扰，因此当它们在治疗过程中的"此时此地"出现时，并非治疗师的不幸，而是一件好事。病人对治疗师的吸引是可以预期的，这个现象就像治疗过程中的其他事件一样，应该被明确地提出和被理解。如果治疗师发现病人唤起了他们自己的性感觉，那么这种唤起本身就是关于病人日常存在状态的重要资料（假设治疗师很清楚自己的反应）。

治疗师不会以指责来满足受虐狂病人的愿望。治疗师也不会和渴望性的病人发生性关系。虽然大多数性越轨发生在男性治疗师和女病人之间（所以在本节中，我都用"他"来指代治疗师），但是同样的问题和诱惑也会发生在女性治疗师以及同性恋治疗师身上。

曾经感觉自己对女性没有吸引力的治疗师在被女病人狂热追求之后，可能会感到欣喜若狂、无法把持。请注意，在治疗情境中产生的情感通常是针对角色而不是针对个人的：不要把移情性崇拜看成你个人具有不可抗拒的吸引力或者魅力的表现。

一些治疗师之所以遇到困难，是因为他们的性生活没有获得满足，或者他们生活得过于孤独以致没有适当的和必要的性接触。很明显，把自己的临床实践当作获得性接触的手段是一种严重的错误。不管是在个体治疗、婚姻治疗还是约会服务等治疗工作中，对治疗师来说，重要的是尽己所能纠正这种情况。当我在治疗中或者督导中遇到这样的治疗师的时候，我想告诉他们，而且通常都会告诉他们：任何选择，包括去找一个妓女，都要好过和病人发生性行为；可以去找世界上几十亿人中的一个去满足性需要，但是不要去找病人。无论从职业角度，还是从道德角度，这都不是一种合适的选择。

如果治疗师找不到对难以控制的性冲动的解决办法，也不能或者不愿意从个体治疗中寻求帮助，那么我相信他不应该再提供心理治疗服务。

性越轨对治疗师来说也是毁灭性的。越轨的治疗师如果诚实地审视自己，就会发现他们并没有在为病人的利益着想，而是为了满足自己。如果治疗师已经明确决定献身于服务事业，那么性越轨对他们自己以及其内心深处的道德律令来说也是一次无情的践踏。他们最终会付出毁灭性的高昂代价：不仅仅是世人的指责和惩罚，还有内心弥漫而持续存在的羞耻感和内疚感。

65. 寻找周年性的或者生活阶段中的重要事件

对许多病人来说，一些特定的日子总会有特殊的含义。与丧偶的病人工作多年之后，我越来越尊重周年性反应的持久的力量。许多丧偶的人会在其配偶死亡的特殊纪念日时受到突然的绝望冲击，例如，确诊的日期（在配偶生病的情况下）、死亡日期或者葬礼日期。而且，我们经常看到病人并没有意识到具体日期的意义，这个现象对我来说似乎是支持了无意识力量影响有意识的思想和情绪的证据。这样周年性的反应可能会多年来持续出现，甚至可以在长达几十年的时间里持续出现。专业文献中存在大量令人惊讶的关于周年反应的研究，例如，更高的精神疾患入院率，甚至在父母去世几十年之后的周年忌日，也会表现出更高的精神疾患入院率。

一些值得关注的日期提供了进行治疗性探索的多重渠道。生日，尤其是重要他人的生日，可以促使人们思考对存在问题的担忧或者是生命循环的问题。庆祝成年人的生日，至少在我看来，蕴含着许多既甜蜜又苦涩的事件，隐隐带着许多哀悼的色彩。一些人会因为其生日表明他（或她）活的时间超过了父母而受到影响。退休的日子、结婚或离婚的周年纪念日和许多其他的标志性日子都会让人深刻地感觉到时间的一去不复返和生命的短暂。

66. 永远不要忽略 "治疗焦虑"

虽然我一直强调心理治疗是创造性的和自发的过程，是由每个治疗师独特的风格和每位病人个人化的特征所决定的，但是仍然有一些普遍的规律存在。这个规律就是：永远不要忽略与治疗相关的焦虑。如果一位病人在治疗之中、治疗之后（在回家的路上或者之后想起治疗的时候）或者准备进行下一次治疗的时候感到了焦虑，我总是会深入地聚焦在焦虑问题上面。

虽然焦虑有些时候来源于在治疗中讨论的内容，但更常见的是来源于治疗的过程，来自对病人与治疗师关系的感受。

例如，一个病人在进入我的办公室之后向我描述了他的焦虑：

"为什么呢？什么让你对来这里感到焦虑？" 我问。

"我很害怕。我觉得在这里我像踩在一层薄薄的冰上。"

"在我们的治疗中，和掉入冰水中类似的东西是什么呢？"

"你会厌烦我的抱怨和诉苦，不愿意再见我。"

"这肯定大大增加了你所面临的情况的复杂性。我告诉你表达所有让你困扰的情绪，这本身已经很困难了，而你还增加了一些其他的东西，必须要小心不给我造成负担或者让我失去兴趣。"

对另一个病人来说：

"我今天本来不想来的。我整周都在想你上次说的关于纸巾的事情，感到十分沮丧。"

"你听到我说了些什么？"

"你觉得受够了我的抱怨，也受够了我总是不接受你的帮助。"

"我的记忆和你的很不一样。你哭了，我想要安慰你，于是想拿一张纸巾递给你。我很惊讶地看到你飞速地自己抽出一张纸巾，似乎在躲避着我这儿的什么东西。然后我鼓励你去探索接受我的帮助会让你产生什么反应。但是绝对不是你刚才说的批评或者是受够了什么的。"

"接受你的帮助确实引起了我的一些感受。我觉得你能关心的人的数量是有限的，总量大概就是100分，我不想占用你所有的配额。"

如果病人在治疗中体验到了焦虑，我会变得更具探索性一些，让病人成为我的协助者，一起微观地探询治疗过程，以发现到底是什么地方引发了不适感。整个探索的过程显示，焦虑并不像下雨一样随机地散落，而是可以解释的：它有其成因（因此可以预防和控制）。

有些时候，如果我有一种强烈的预感，觉得有些对于治疗的反应没有及时表达出来，那么在治疗结束的时候，我会建议进行一次思想实验，对未来进行投射：

> "我们仍然有几分钟的时间，如果你靠在椅背上，闭上眼睛，想象我们的治疗结束了，你在回家的路上。你会怎么想？会有什么感受呢？你怎么看待我们今天的治疗？你对我会有什么感觉或者对我们今天的关系会有什么感觉呢？"

67. 大夫，把我的焦虑带走吧

如果病人受到焦虑的重压，要求或者请求治疗师帮助他们缓解压力，我通常觉得如下的说法会有用："能告诉我，我说什么会最有帮助？我说些什么样的话会让你感觉好一些？"我当然不会对病人理性的思维说话，而是会对病人的"孩子"部分说话，并且请病人进行自由联想。

对于这样的询问，一个病人告诉我，"我想要你告诉我，我是这个世界上最美丽的、最完美的孩子。"然后，我说了她期望听到的这些话，接着，我们一起检验了这些话所带来的安慰效果和随之出现的其他感受：对于自己孩子式的期望的尴尬、对于她不得不告诉我该说些什么的愤怒。这种自我安慰的练习造成了一定程度的矛盾：病人要求治疗师说出一些有魔力的安慰的话，从而进入了一种年少的、依恋的状态；但同时，病人也不得不采取一种自主的姿态——需要自己创造出能够安慰自己的话。

68. 关于爱的刽子手

　　我不喜欢和正在恋爱的病人一起工作。这可能是因为嫉妒，我也期望进入一种恍惚入迷的状态；也可能是因为爱和心理治疗根本上是不和谐的。好的心理治疗师和黑暗战斗，寻求光明，但罗曼蒂克的爱情是由神秘感所维持的，在检视下会崩溃，而我不喜欢做爱情的刽子手。

　　一个矛盾之处是：虽然以上言辞表达了我和陷入爱情中的病人一起工作的不适感，但是这毫无疑问促使许多身处爱情之中的病人前来找我咨询。

　　当然，爱情会以许多形式到来，以上这些话指的只不过是其中的一种形式：那种心醉神迷的、难以自拔的、高度魔力化的精神状态，完全占据了人的整个身心。

通常，这种体验是美好的，但是有些时候，这种迷醉造成的痛苦甚于快乐。有些时候，爱是永远难以实现的，例如，爱情中的一方或者双方都已婚并且不愿意放弃婚姻。有些时候，爱情并不是双方的，一个人爱另一个人，而对方却在躲避或者只希望保持一种性关系。有些时候，被爱的人是永远不可得的，比如一位老师、一位过去的治疗师、朋友的伴侣。有些时候，一个人变得如此沉溺于爱中，以致他（或她）会花费大量的时间等待与所爱的人见面，只为那短短一刻，而忽略了所有其他的人和物，包括工作、朋友和家庭。一个介入他人婚姻的第三者可能会从自己的伴侣身边退缩，可能会避免亲密接触以便保守秘密，可能会拒绝进行婚姻治疗，可能会故意让婚姻关系变得让人不满意，以便减轻负罪感。

不管情况有多少变化，有一种体验是类似的：爱的一方理想化了被爱的一方，并因此而难以自拔，经常感觉自己除了和对方共度一生，就别无他求了。

为了与恋爱中的病人建立共情的关系，你绝不能忘记他们的体验是十分美妙的：一种令人狂喜的水乳交融之感；孤独的"我"融入令人心醉的"我们"，这可能是病人生命中最为美妙的感觉之一。通常，适当的反应是表达对他们所处状态的理解，而不要去批评其关于被爱者的过度美好的感觉。

没有人能把这种困境表达得比尼采更好。在对露·莎乐美的充满激情的（同时是纯洁的）爱到来不久之后，他写道：

"一天，一只麻雀从我身边飞过……我觉得自己看到的是一只老鹰。现在，似乎全世界都忙于向我展露我错得是多么厉害——整个欧洲都在窃窃私语。好吧，那么谁更好呢？是我，那个他们所说的'被蛊惑的人'，那个因为这鸟雀的鸣叫而在更高的充满希望的世界中度过了整个夏季的人，还是那些不去欺骗自己的人呢？"

所以，对于那种能让人在"更高的充满希望的世界"中生活的感觉，必须小心对待。理解病人的迷醉状态，但是也要为这种状态结束的日子做准备。而且，这种状态总是会结束的。罗曼蒂克的爱情有一个真实的特点，那就是它从来不会持久，幻灭是迷醉的爱情状态的本质之一，但是小心不要试图急忙结束它。就像对待强大的宗教信仰一样，不要和这种爱情进行斗争，这都是些你永远不可能取胜的战斗（陷入爱情与体验到宗教狂喜有很多相似之处：一个病人把自己的爱情状态形容为"西斯廷教堂状态"，另一个病人称他的爱情是神圣的、不朽的）。要有耐心——让病人自己去发现和表达对于这种情感的非理性感觉或者是所爱之人的幻灭。当出现任何类似表达的时候，我会非常仔细地记住病人的用词。如果他会重新进入迷醉的状态，重新把所爱的人理想化，那时我可能会提醒他自己曾经说过的话。

同时，我会像讨论其他任何一种强大的情绪状态一样深入地探索这种迷醉的爱的体验。我一般会这样说："这对你来说多么奇妙，就好像重新开启了生活一样，不是吗？我可以理解你为什么不能够放弃它。让我们来看看是什么使得你现在能够去体验它？……告诉我，在这种状态到来之前的几周，你的生活状态如何？你上次是什么时候体验到这种爱情的？在那段爱情中发生了什么？"

把重点放在爱情的状态中而不是放在被爱的人身上，是有好处的。如此强大的是体验、是爱的情感状态，而不是具体的人。尼采说过，"人爱自己的欲望，而不是想要的东西。"这句话在我对受到爱情折磨的病人的工作中被证实具有重要的价值。

虽然大多数人知道（当然他们会尽力不去知道）这种体验不会永远存在，我会试图温和地引入一些长期的视角，并且不鼓励病人在转瞬即逝的情感基础上做一些不可逆转的决定。

在会谈的早期就要建立治疗目标。病人寻求什么类型的帮助？病人是在寻求能够帮他摆脱关系的帮助吗？我经常会建立天平的概念，请病人建立由关系所提供的愉悦和不愉悦（或者快乐和不快乐）之间的平衡。有的时候，一张记分单就能够帮助我演示这种平衡。我请病人在每一天的特定几个观察点进行记录，记下他们想到对方的次数，甚至是每天用于想对方的分钟或者小时数。有些时候，病人可能会震惊于自己的记录，震惊于在自己生命中有多少时光花在了重复性的、循环的想法上面；相应的，他们在真实生活中投入了多么少的时间。

有些时候，我会试图通过讨论爱情的性质和不同形式来给病人提供不同的视角。《爱的艺术》这本书不管对病人还是治疗师来说都是无价的资源。我认为，成熟的爱是对对方的存在和成长的爱，大多数病人都会赞同这个观点。那么，他们自己的爱是什么性质的呢？他们所迷恋的那个人是他们从心底真正尊重的人吗？那个人是对他们很不好的人吗？很不幸的是，有些人的爱反而会因为受到不好的对待而得到加强。

如果他们希望你帮助他们从这种关系中脱离出来，你可能会提醒他们（和你自己），这种脱离是痛苦而缓慢的。偶尔有人几乎立刻就摆脱了迷恋的状态，就像《仲夏夜之梦》中的人物从迷醉中走出来一样；但是对大多数人来说，那意味着有许多个月都要承受对被爱者的渴望之苦。有些人甚至会需要几年、甚至几十年的时间，才能够做到再见到甚至想到另一个人的时候，不再感到隐隐的渴望或者焦虑。

解除迷醉状态的过程也不是一个能持续改善的过程。病人会出现退步，而且没有任何情况比遇到爱恋的人更能造成退步的了。病人会给新的会谈提供很多合理化的解释：他们坚持认为，他们已经超越迷恋的情感了，与过去的恋人进行一次友好的谈话、一起喝杯咖啡或者一起共进午餐都会帮助澄清事实，帮助他们理解到底哪里出了问题，帮助他们以后建立持久的关系，甚至让他们以一种成熟的方式道别。这些事情没有一件会轻易地发生，然后过去。病人通常都会出现退步，就像一个正在恢复的酗酒者只要啜一小杯酒就会造成很大的退步一样。

不要因为退步而受挫，一些迷恋就是要经历数年的时间才会消失：这倒并非意志力薄弱的表现，而是在迷恋的体验中，有一些东西触及了病人非常深层次的东西。试着去理解这种沉溺在病人内心生活中所扮演的关键角色。我自己相信，迷醉的爱通常是一种分心，可以使病人从更为痛苦的事情上转移注意。或迟或早，我会希望自己能够问病人这样的问题：如果你不再沉溺于……你会开始想什么？

69. 了解案例历史

在培训的早期，心理治疗的学生就学习了一些系统的案例记录模式。这些模式通常包括如下内容：病人的主诉、当前的问题、生活史（包括家庭、教育、躯体健康、过去的治疗经历、人际关系，等等）。这种一步一步收集数据的方式有其突出的优势。例如，医生通过这样询问病史并以一种十分常规化的方式进行躯体检查（包括一系列系统的检查，例如，神经系统、胃肠系统、泌尿系统、心血管系统、骨骼肌肉系统）可以避免遗漏重要的信息。

在有些情况下，需要采用系统的方式收集信息。例如，在最初的几次治疗中，治疗师试图尽快对病人的生活背景有一个了解；在有时间限制的治疗中，或者为了向同事做一个简明个案报告，需要尽快收集信息。但是，随着治疗师经验的累积，在其治疗工作中，他们很少会遵从一个结构化的问题清单。对信息的收集变成了直觉性的和自动的。这个过程并不用在治疗之前进行，其本身就是治疗的一部分。正如埃力克森指出的："对案例历史的了解过程就是治疗过程。"

70.了解病人的日程安排

虽然我自己依赖于一种直觉性的收集信息的方式，但是在第一次或者是第二次治疗的时候，我总会询问一个特别有用的问题："请详细描述一下你的一天通常是怎么过的。"

从饮食和睡眠习惯、做的梦、娱乐、不舒服和高兴的时候、工作的具体任务，到酒精和药物的使用，甚至是阅读、看的电影和喜欢的电视节目，等等，我力图和病人讨论所有的方面。如果对这个问题的询问足够细致，治疗师可以了解许多通常会在其他案例历史记录中被忽略的信息。

我会注意许多事情，包括饮食习惯、审美偏好、娱乐活动。我尤其会关注的是病人在生活中与其他人的关系。病人经常会和谁见面？经常会见到谁？和谁会进行私人的谈话？和谁一起吃饭？

例如，在最近的一些初次面谈中，对这个问题的询问使我了解了一些可能经过许多个月也不会了解的病人的活动：每日花两个小时在电脑上玩单人纸牌游戏；每晚花三个小时用另一个身份在网络性聊天室聊天；大量的工作拖延以及随之而来的羞耻感；一份过分苛求的日程安排，让我听起来都觉得疲劳；一个中年妇女每日给父亲打电话（有些时候每小时打一次）；一位同性恋女性每天与前爱人进行长时间通话，虽然她已经不喜欢她了，但是她却感到无法与之分离。

　　对病人具体生活的询问不仅可以使治疗师得到丰富的（通常会被忽略的）信息，而且能显著促进关系的建立。对病人每日生活的细致追问能够增强治疗师与病人之间的亲近感，而这种亲近感正是改变过程所必需的。

71. 病人生活的人际方面

在一个对人际关系的研究中，心理学家露斯伦·乔塞尔森（Ruthellen Josselson）使用了所谓纸笔"太阳系"的工具。她请被试用纸中间的一点表示自己，用和中心点不同距离的点表示生活中的其他人，两点之间距离越近，表示关系越近。她的研究追踪了几年后被试的"太阳系"众星距离间的变化。这个工具对于临床实践来说可能过于麻烦，但是毫无疑问，这是将人际关系模式视觉化的一个出色的模型。

我和病人接触初期的重要任务之一，就是要了解病人生活中人际方面的信息。许多信息可以通过对于病人每日日程安排的询问获得，但是我一定会详细询问病人生活中每一位重要人物的情况，以及在最近有代表性的一天中，病人是如何与他人进行交往的。我也会询问病人过去和现在生活中的好朋友，并且觉得这个信息十分有用。

72.与病人生活中的重要人物面谈

　　我从来没有后悔过与病人生活中的一些重要人物面谈，通常是配偶。实际上，每进行一次这样的面谈之后，我都会觉得奇怪，"为什么我等了这么长时间呢？"或者"为什么我不经常这样做呢？"当我听到病人描述他们生活中的重要他人时，我在脑海中形成了对这个人的图像。我经常会忘记这个信息是有高度偏差的，因为这是经过了病人自身不完美的、存在偏见的视角得到的。一旦我真的见到了病人生活中的重要他人，他们活生生地出现在我面前，我会觉得自己更充分地进入了病人的生活。因为我在一种如此不同寻常的情境下见到了病人的伴侣，我意识到我并没有真正地"见到"他（或她）。这并不是重点，重点在于，我对另一个人的印象使我能够更为充分地和病人接触。而且，病人的伴侣可能会给我提供一个新的视角和无价的信息。

毫无疑问，病人生活中的重要他人定会因为治疗师的邀请而感觉受到了威胁。他们清楚将要对他们进行评判的治疗师最忠于病人，将他们放在第一位。不过，有一种策略通常能减少受到威胁的感觉，并能有效地劝说病人的伴侣到治疗室来。可以采用下面的方式告诉你的病人：

> "约翰，请你告诉××，她能够协助我更好地帮助你。我想要从她那里获得一些关于你的反馈，尤其是一些她希望从你身上看到的改变。这并不是对她进行检查，而是与她讨论一下她对你的观察。"

而且，我建议面谈就以上面提到的方式进行。因为我倾向于不对病人隐瞒任何秘密，通常，我会在病人在场的情况下与其重要他人进行面谈。我不会对其伴侣进行一次私人的面谈，而是会从他（或她）那里得到反馈，以及对病人的改变有什么建议。从病人的重要他人如何给予反馈本身，就能够获得对其足够的了解。

我也建议你不要把整个面谈变成一次夫妻治疗。当你因为治疗的承诺而最忠于两个人中的一个时，你不能够进行夫妻治疗。当你拥有从两个人中的一个人那里获得的一堆需要保密的信息时，如果你又要试图进行夫妻治疗，你很快会发现自己不得不有所保留，并且需要表里不一。最好由另一位平等地忠于夫妻双方的治疗师进行夫妻治疗。

73.了解之前进行过的治疗

如果我的病人在之前接受过治疗，我会仔细询问他们以前接受治疗的情况。如果治疗的结果并不让人满意，病人经常会说其治疗师缺少投入。他们称其前治疗师离他们太远、给予的支持太少、太没有人情味。我也听过有病人抱怨说治疗师暴露得太多、有太多支持或者会谈太私人化（当然并不是指病人和治疗师之间存在着性方面的关系）。

一旦你意识到了前面的治疗师所犯的错误，你就可以努力避免重复这些错误。你可以经常直接简单地询问病人，以确保这一点。例如，"迈克，我们已经见了四次了，我们可能应该检验一下你我是如何进行治疗工作的。你提到过你对你的前任治疗师××医生的感受。我想要知道你对我的感受如何。你对我也有过同样的感觉吗？或者你能否回忆起一些情境，说明我们似乎又一次进入了一种类似的、没有任何成效的模式？"

如果病人过去进行的治疗十分成功（并且因为种种原因，无法在同一位治疗师处继续进行治疗），我认为了解在治疗中什么起了作用同样重要，这样我们就可以把有用的方面整合到当前的治疗中。不要期望病人对成功的或者不成功的治疗的描述稳定不变：通常随着病人对过去事件的看法发生变化，他们对过去治疗的描述也会发生变化。不久，病人可能会开始回忆起他们原本轻视的治疗师给他们带来的积极影响。

74.分享人性黑暗面

现在想来，我对我最初在长榻上进行的700小时的精神分析还有什么记忆呢？我的精神分析师奥利芙·史密斯（Olive Smith）是一个沉默的、耐心的倾听者。我对她最为清晰的记忆是，有一天，我在审判自己贪婪地期望当父母去世的时候从父母那里继承财产的愿望。我非常成功地对自己进行着批判，可没有想到的是，她突然采取了行动，说了一句话来平息我对自己的指控："我们的人性就是这样。"

重要的并不仅仅是她伸出援手安慰我（虽然我也很高兴她这样做了），也不是她正常化了我的卑劣冲动，而是她用了"我们"这个词。也就是说，她和我一样，她自己也有阴暗的一面。

我珍视她的这种赠予，并且多次把这种赠予传递给了其他人。我尽所有的努力去正常化病人的黑暗冲动。我像奥利芙·史密斯一样使用"我们"，我指出，有些感受或者冲动具有普遍性，我推荐病人阅读一些合适的材料（例如，对于性的感觉，我建议病人阅读金赛性学报告、马斯特和约翰逊报告或者海特性学报告）。

尽可能正常化人性黑暗的一面。治疗师应该对我们自己身上所有黑暗的、不光彩的部分保持开放。有些时候，把这些和病人分享，能够让病人停止为了真实的或者想象中的越界而鞭笞自己。

一次，当我称赞一位病人的两个孩子很有教养时，她看起来显得很不安，非常沉重地说她要告诉我一些她从来没有向任何人透露过的东西。在她的第一个孩子出世之后，她曾经有一种强烈的冲动要离开医院，遗弃刚出生的孩子。虽然她想要成为母亲，但是要牺牲许多年的自由仍然让她无法忍受。我说："告诉我，有哪个母亲或者父亲没有这样的感觉。虽然我爱我的孩子，但是我也有无数次非常憎恨他们侵占了我自己生活，让我无暇投入其他工作或者兴趣。"

著名的英国精神分析学家温尼科特在与病人分享自己的黑暗冲动时有着无比的勇气。我的一位同事在治疗对自己的孩子怀有愤怒的病人时，总会引用温尼科特的一篇文章，其中列举了妈妈恨自己婴儿的十八条理由。温尼科特还记录了妈妈对婴儿唱的充满敌意的摇篮曲（幸亏婴儿听不懂）。例如：

> 摇啊摇，在树上摇，
>
> 风儿吹动摇篮摇，
>
> 树枝折断摇篮倒，
>
> 宝宝摇篮一起掉。

75. 弗洛伊德并不总是错误的

批判弗洛伊德已经成了一种时髦。当代的读者经常会看到尖刻的批判精神分析的文章，说精神分析理论已经是明日黄花，就像其发生发展时所处的文化一样。精神分析被认为是在一种过时的科学范式上发展的伪科学，在神经生物学对梦的研究以及遗传学对精神分裂症和情感障碍的研究的对照下，已经黯然失色。而且，批评家声称，精神分析作为一种男性主导的对人类发展的幻想，充满了对女性的歧视；精神分析建立在被扭曲了的个案史和不准确的、甚至有些时候是想象出来的观察基础之上。

对于精神分析的批评是如此广泛而严重，以致治疗培训项目都受到了影响。对于构成了心理治疗基础的理论，整整一代心理卫生工作者对其完全缺少认识，其所接受的培训均是批评性的。

现在，让我们进行一个思想实验。想象你因为一场失败的友谊陷入了绝望之中。对于你数月以来一直理想化的一个女性，你充满了仇恨和蔑视的想法。你不能停止去想她，你觉得受到了很深的、甚至可以说是致命的伤害。你考虑自杀，不仅仅是为了结束自己的痛苦，也是为了惩罚造成这一切的那个女人。尽管你的朋友尽力安抚你，你仍然被钉在绝望之中，你下一步会怎么做呢？

你很可能会考虑去一位心理治疗师那里咨询。你的症状——抑郁、愤怒、强迫性想法——表明你不仅需要治疗，而且会从治疗中受益良多。

现在试着变一下。想象你具有同样的症状，不过你处于一百多年前，例如1882年，你住在欧洲的中部，你会怎样做呢？这正是几年前在我撰写《当尼采哭泣》时面临的挑战。我设计的情节需要让尼采在1882年去看一位治疗师（此时，他刚结束与露·莎乐美的关系，并陷入深深的绝望）。

但是谁能够做尼采的治疗师呢？在进行了大量的历史调研之后，很明显，在1882年根本就没有治疗师这种人，那时距今不过一百二十多年。如果尼采去找一位医生，他肯定会被告知单相思并不是一种医学问题，然后可能会被建议去玛丽亚温泉市或者欧洲其他地方逗留一段时间，进行温泉和休养治疗。或者，他可能会去找一位有同情心的神职人员进行宗教咨询。执业的治疗师在当时一个都没有。虽然利博特（Liebault）和伯恩海姆（Bernheim）在法国的南锡有一所催眠疗法学校，但是他们并不提供治疗，而是用催眠消除症状。世俗的心理治疗仍然没有发展出来，弗洛伊德在1882年仍然是一个医学实习生，还没有进入精神病学的领域。

弗洛伊德不仅只手创建了心理治疗的领域，而且其创建的过程十分迅速。在1895年与约瑟夫·布洛伊尔（Josef Breuer）共同写作的《歇斯底里研究》中，他撰写了富于前瞻性的关于心理治疗的一章，这一章预言了许多在随后的一百多年里出现的心理治疗的重大进展。弗洛伊德提出了这一领域的基本假设：顿悟以及深刻的自我探索和自我表达的重要性；阻抗的存在；移情；被压抑的创伤；使用梦和幻想；角色扮演；自由联想；除了症状之外强调个体性格的问题；彼此信任的治疗关系的绝对重要性。

我认为，这些非常有助于对治疗师的教育，几十年来，在斯坦福大学，我一直在开设一门弗洛伊德赏析的课程。在这门课中，我强调两点：阅读弗洛伊德的原著（而不是二手资料）和理解他所处的历史背景。

一般来说，普及性著作对于学生阅读那些没有能力清晰表达自己的思想（或者选择晦涩写作）的作家作品是有帮助的。例如，在哲学中像黑格尔（Hegel）、费希特（Fichte），甚至康德（Kant）；在心理治疗中像沙利文（Sullivan）、费尼切尔（Fenichel）或者费尔贝恩（Fairbairn）。不过，这可不是弗洛伊德的风格。虽然弗洛伊德没有因为其科学贡献获得诺贝尔奖，他却因为其文学上的成就获得了歌德奖。即使经过了翻译，我们也能从其作品中感觉到其闪耀的才华。实际上，他对许多临床案例的陈述就像伟大的文学作品一样。

在我的课程中，我会尤其关注早期的作品，例如《歇斯底里研究》《梦的解析》节选《性欲三论》，并且会简要介绍其历史背景。换句话说，介绍19世纪晚期的心理学时代精神，使得学生足以意识到弗洛伊德的思想在当时具有多大胆的革命性。

此外，我们不应该在倡导精神分析的多个学院所推崇的立场之上评价弗洛伊德的贡献。弗洛伊德有许多追随者，他们渴望一种仪式化的正统学说，因此许多分析性的学院都采用了一种保守的和静止的观点，这与弗洛伊德本人创造性的、富于开创性的立场完全不同。

在我自己的职业发展中，我对传统精神分析培训学院一直持矛盾的态度。我认为，保守的分析性思想过度强调顿悟的重要性，过度强调性发展的相关问题，而对于在治疗过程中人和人接触的重要性只字不提。[西奥多·雷克（Theodor Reik）写道："对许多分析师来说，魔鬼造成的恐慌还赶不上使用'我'这个词。"]结果，我选择不进入分析性的学院，现在回头来看我的职业发展，我认为这是我一生中做得最正确的决定。虽然我体验到了很强烈的职业孤立感和不确定性，但是我能自由地追寻自己的兴趣，并且能够没有限制地思考。

到了今天，我对精神分析传统的感觉已经发生了很大的变化。虽然我很不喜欢许多精神分析学院的象征符号及其思想立场，但是这些学院通常也是我们领域最优秀的、最聪明的治疗师讨论严肃的动力学技术问题的唯一场所。而且，在我看来，近些年来，分析思想和实践表现出了一些有益的发展：对于主体间性和对治疗过程中基本的人际接触的意识出现了飞速增长的分析性兴趣，并且涌现了大量的研究文章。在很大程度上，精神分析师力图在与病人的关系中做到更加真诚，进行更多的自我暴露。

医疗保健鼓励更短的培训（继而通过给治疗师更少的报酬来降低开支），治疗师比从前任何时候都更需要额外的研究生临床培训。广义的精神分析学院（包括弗洛伊德、荣格、人际、存在主义的各个学派）提供了到目前为止最具思想性的和全面的动力学治疗培训。而且，这种学院文化提供了一个由一组面对相似的智力和职业挑战的治疗师组成的共同体，从而削弱了治疗实践中根深蒂固的孤立性。

我可能是一个过分杞人忧天的人，但是在我看来，分析性学院可能是在今天对心理治疗领域的漫天攻击中最后的堡垒。分析性学院蕴藏并积累了多代的治疗智慧，就像几个世纪以来教堂是哲学智慧的储藏室一样，只有在分析性学院里，才能够讨论严肃的存在性问题——生命的意义、价值观、伦理、责任、自由、死亡、共同体和联结感。精神分析学院和过去的宗教学院有一些相似之处。对于我们来说，重要的是不要重复一些宗教机构压制其他思想和规定人们思考何种问题的倾向。

76. 认知行为治疗与众人所赞颂的并不一样
（不要害怕循证治疗方法）

　　循证治疗这个概念对于心理治疗领域影响重大，可惜到目前为止都是负面影响。只有那些循证治疗（实际上这指的是短程认知行为治疗）才能得到医疗保健提供者的批准。授权发放硕士和博士学位的心理学研究院正在修改其课程计划，把重点放在对循证治疗的教授上；治疗许可考试需要确定，心理学家对于循证治疗的权威性有充分的认识；主要的政府心理治疗研究基金对循证治疗的研究格外垂青。

　　所有这些发展在许多资深的临床心理学家和坚持使用循证治疗方法的医疗保健体系管理者之间，制造了种种不和谐。资深的临床心理学家看到了大量科学证据证实，他们自己的治疗方式不如在令人震惊的短期内由初级治疗师（并且收费低廉）提供的手册化的认知行为治疗有效。根据直觉，他们知道这是有问题的。他们怀疑存在着某种雾障，但是对此却缺乏有实证支持的回答，他们通常会克制自己，继续工作，希望这场噩梦能够过去。

最近的元分析研究重新恢复了部分平衡［我从韦斯顿（Weston）和莫里森（Morrison）杰出的研究综述和分析中获得了大量材料］。首先，我请临床心理学家记住，没有被实证支持有效的治疗并不就是无效的治疗。获得基金支持的研究其设计必须清晰得可以和药物有效性检验研究相比较。研究设计要求"清白的"病人（即病人必须有单一的诊断，没有除此之外其他任何诊断群的症状，这类病人在临床上极其少见）、一个短程的干预、一个可重复的最好是手册式的治疗模式（也就是说，可以简化为步骤性的那种指导手册）。这种研究设计非常青睐认知行为治疗，但是却排除了所有传统的治疗方式，因为这些治疗严重依赖于治疗师和病人的亲密关系（这是没有事先写好的剧本），其焦点在于自然出现的"此时此地"。

在循证治疗的研究中，有着许多错误的假设：长期问题可以通过短期治疗解决；病人只有一个可以定义的症状，而且他们在治疗之初就能够准确报告出来；有效治疗的要素之间可以互相分离；一个系统的、程序性的手册可以使得接受过很少培训的人有效地提供治疗。

对于循证治疗的结果分析（Weston & Morrison，2001）显示，其结果比想象得要无力得多。很少有一年以后的追踪，两年之后几乎就没有追踪研究了。循证治疗最初获得的积极反应（在任何治疗干预中都会出现）导向了一个扭曲的有效性图景。受益没有得到保持，维持改善状况的病人比率低得令人吃惊。没有证据显示治疗师对手册的遵从与改善有正相关，实际上，证据显示，情况恰恰相反。而通常对循证治疗研究的结果阐释大大超出了科学证据所显示的范围。

对于循证治疗临床实践的自然研究显示，所谓的短程治疗也没有那么短程。使用循证治疗的治疗师治疗病人的次数要远远高于在研究中报告的次数。研究表明(没有人会对此结果感到吃惊)：急性痛苦可能会很快缓解，但是长期痛苦可能需要进行长期治疗，而人格的改变需要的治疗时间是最长的。

我禁不住要提出一个更加恶作剧式的观点。我有非常强烈的感觉，那就是循证治疗的治疗师如果需要个体治疗帮助的话，是不会选择短程认知行为治疗的，他们会转而寻找经历了较多培训的、有经验的、动力学的、没有手册指导的治疗师。

77. 在治疗中使用梦

为什么这么多年轻的治疗师倾向于避免在治疗中使用梦呢？我督导的治疗师给了我如下理由：许多人害怕梦的材料，它们是如此繁复、复杂、神秘、不确定且有争议。众多关于梦的象征物的书和弗洛伊德学派、荣格学派、格式塔学派之间的尖锐纷争经常让学生们感到困惑。而且，目前关于梦的生物学基础的研究文献也在迅速增加。这些研究有些时候支持对梦的分析工作，有些时候则认为梦不过是随机的、无意义的产物。另一些人可能因为梦的形式而感到挫败。梦是飘忽即逝的、神秘的、放纵的，并且总是以一种遮掩的形式出现。还有一些人在医疗保健要求的短程治疗的框架下工作，缺少分析梦的时间。最后也是最重要的原因是，许多年轻的治疗师自身没有经历过从梦的分析中获益的自我体验治疗。

我认为，忽略梦是很大的遗憾，也是未来病人的重大损失。梦可以为有效的治疗提供无价的帮助。它们体现了对病人深层次问题的深刻陈述，不过使用的是另一种语言，一种视觉语言罢了。非常有经验的治疗师总会使用很多梦的分析。弗洛伊德认为，梦是"通往无意识的康庄大道"。虽然我同意此观点，但是我并不认为这是梦对治疗有益的主要原因。至于我认为的梦的主要益处是什么，将在下文进行讨论。

78.对梦进行完全解释？不要做此打算

在年轻治疗师对梦的所有误解中，最麻烦的是他们认为治疗师的目标应该是完全地、精确地解释一个梦。这个观点对治疗没有一点用，我总是敦促我的学生放弃这种观点。

弗洛伊德在他的划时代著作《梦的解析》（1900）中尝试对梦进行充分的解释。在这本书里，他彻底分析了自己的一个梦，这个梦涉及一个叫作艾尔玛的女性，是弗洛伊德的朋友和同事。在这个梦发表之后，许多理论家和临床工作者提出了很多新的解释，即使到了一百多年后的今天，在精神分析的文献中仍然会出现对这个梦的新阐释。

即使对一个梦进行充分的阐释是可能的，这对有效使用治疗时间也没有什么帮助。在我自己的临床实践中，我采用一种实用主义的态度来分析梦，以任何一种可以促进治疗的方式使用梦。

79. 对梦的实用主义使用

我对梦的使用有一条基本原则，就是从中抽取任何对治疗有推动和促进作用的成分。从梦中"掠夺"任何看起来有价值的东西，不要因为被遗弃的东西而感到不安。下面，让我们来看一位刚进行了一次治疗的病人的梦：

> "我在法学院里，我正在一个公开的、很大的、拥挤的法庭里处理一个案子。我仍然是女性，不过我的头发被剪短了，而且我穿的是男性的制服，还套着一双长统靴。我的父亲穿着一件很长的白色法官服，是被审理的对象。我是起诉人，审理针对父亲的一个强奸指控。我知道我当时真的想要自杀，因为他最终会追到我，并且会因为我对他做的事情而杀死我。"

在凌晨3点，这个梦惊醒了她。对她来说，这个梦十分真实和恐惧，她走遍了整个房子检查所有窗户和门锁，担心有人会闯进屋里来。即使在几个小时之后，她向我复述这个梦的时候，她仍然感到忧虑不安。

我们如何在治疗中利用这个梦呢？首先，考虑一下梦发生的时间。因为我们刚开始治疗，我最主要的任务是建立治疗同盟。所以，我的问题和评论主要集中在这个梦与治疗情境中的关系和安全感相关的方面。我询问她这样的问题："你怎么解释你把父亲放在被审判的位置？我猜想，这是不是和你在第一次治疗中谈到了他有关？你觉得在这间办公室里自由地表达自己有危险吗？还有，你感到法庭是公开的而且十分拥挤，我想知道你是不是对我们见面的隐私性和保密性有任何顾虑或者怀疑？"

请注意，我并没有试图解释这个梦。我没有询问这个梦中许多令人感到好奇的方面：她性别的模糊、她的衣服、她父亲穿的白色长袍、对她父亲强奸的指控。我只是记录下这些材料。以后我可能会回到这些梦的图像上来，但是在治疗的早期，我有其他需要优先处理的东西：我必须关注治疗的设置——信任、安全感和保密性。

另一个病人在我们第一次治疗后的夜里做了这样一个梦：

"我进了一家百货公司去买旅行所需要的商品，但是我忘了一些东西。它们放在地下室里，于是我开始下楼，楼梯很黑而且摇摇晃晃的。我很害怕。我看到了一只蜥蜴。这很好：我喜欢蜥蜴，它们很顽强，在过去的10亿年中都没有过任何改变。然后，我上楼去找我的车，它被漆成了彩虹的样子，但是我又找不到车，可能是被偷了。接着我在停车场看到了我的妻子，但是我的手上拿满了东西，我太过急切地想走到她那里或者做其他事情，但是我无法向她打手势。我的父母也在那里，但是他们长得像是矮人，正试图在停车场上搭篝火。"

病人是一个40岁的男人，非常固执且缺乏内省性。他一直十分抗拒治疗，直到他的妻子威胁说如果他不改变就要离开他，他才同意来找我咨询。他的梦很明显受到了治疗开始的影响，通常，治疗在梦中会被描绘成旅行。他感到没有准备好进行治疗，因为他需要的东西放在了地下室里（也就是在内心深处，在无意识中）。治疗既困难又可怕（楼梯很黑、很吓人、摇摇晃晃），而且他对治疗是抵触的（他崇拜蜥蜴，而蜥蜴10亿年来没有什么改变）。或者他对于改变的态度是矛盾的——他的车有鲜艳的彩虹色，但是他却找不到它。

我在治疗早期的任务是什么？就是帮助他进入治疗，帮助他克服对治疗的阻抗。于是我将重点放在了与治疗开始相关的梦的成分上：旅途的象征性、他没有准备好的感觉、黑暗的摇摇晃晃的楼梯、下楼和蜥蜴。我直接避开梦的其他方面：他的妻子、他和妻子还有父母沟通困难、他的父母变成了矮人试图在停车场燃起篝火。我不谈这些倒不是说这些方面并不重要（在后面的治疗中，我们花了相当长的时间讨论他和妻子还有父母的关系），而是在第二次治疗的时候，有些事情需要优先处理。

这个梦顺便演示了关于理解梦的一个重要方面，弗洛伊德在《梦的解析》中也曾描述过这一点。注意，这个梦处理了一些抽象的问题——进入心理治疗、对探索个人无意识的担心、没有准备好的感觉、对于是否改变的不确定。但是梦是视觉现象（在很少数的情况下也会有听觉体验），产生梦的脑部机制必须找到一种方法能够把抽象的观念转化为视觉形式（一次旅行、摇摇晃晃的楼梯、进入一个地下室、一只蜥蜴、一辆彩虹车）。

下面来看另一个临床例子。一个45岁的男性，因为4年前妻子的去世而一直沉浸在伤痛中，他做了很多的梦，每次治疗时都会报告长长的、复杂的、有意思的梦。因为没有时间处理所有的梦，所以必须有所选择。我选择了那些与他的漫长的、有些病理性的哀悼相关的梦。请看如下两个梦：

> "我在度假屋里，我的妻子也在那里。她很模糊，只是在背景中存在着。房间的房顶是草坪，上面长了一棵高高的柏树，非常美丽，但是对房子构成了威胁，我不得不砍掉它。"

"我在家，正在房顶上放置一些装饰物，这时我感到一阵强烈的地震，我可以看到远处整个城市的侧影在震荡，也看到一对摩天大楼倒塌了。"

　　这些梦很明显和他的丧偶有关，他关于"草坪"和房顶"装饰物"的自由联想是他妻子的坟墓和墓碑。一个人的生活在梦中被描绘成房子并不少见。他妻子的死亡和他难以缓解的伤痛由柏树象征，这威胁到了他的房子，使他不得不考虑砍掉它。在第二个梦里，妻子的死亡被地震所象征，地震震塌了一对摩天大楼，即夫妻（顺便提一下，这个梦发生于世贸中心遭受恐怖袭击的前几年）。我们在治疗中讨论了他生活中不复存在的夫妻状态，以及如何认识到这一点，他的妻子的确已经去世了，他必须继续生活，逐渐地和妻子分离，重新进入生活。梦所提供的信息对治疗也有所帮助：从自身的智慧中，他得到了讯息，已经到了砍掉树的时候，到了把注意力转向生活的时候。

　　有些时候，病人的梦中所包含的信息如此强大，包含了如此多层面的意义，以至印在了我的脑海中，并且在之后的治疗中我会一次又一次地提起这个梦。例如：

　　"我在自己家的走廊上，透过窗户，我看到父亲坐在桌子前。我走进屋子，向父亲要我的汽车的汽油钱。他把手伸进兜里，在他递给我很多钞票的同时，他指着我的钱包。我打开了我的钱包，里面已经放满了钱。然后我说我的油箱已经完全空了，于是他走到外面，指着我的油表，我发现油表显示油箱是满的。"

这个梦的主题是空和满。病人想从父亲那里得到一些东西（也想从我这里，因为屋子里的摆设和我的办公室很像），但是她不知道自己想要什么。她要求得到钱和汽油，但是她的钱包里放满了钱，油箱里的油也是满的。这个梦描绘了她的一种弥漫的空虚感，也描绘了她的信念——只要她能找到需要解决的问题，我就有能力帮她解决。于是她坚持要从我这得到一些东西——赞扬、溺爱、特别的对待、生日礼物等，同时知道所有这些与根本问题并不相关。我在治疗中的任务就是改变她的关注点，从自他人处获得供给转向发觉自己内心丰富的资源。

另一个病人梦到自己是一个驼背的人，照镜子的时候，她试图把驼背挪走，结果驼背变成了一个尖叫不停的婴儿，用长长的指甲抓挠她的后背。她自己身上叫喊不停、胡搅蛮缠的婴儿为以后的治疗提供了丰富的资料。

第三个病人来治疗的原因是对10年前发生的事情的记忆缺失，而且对自己的失忆态度淡漠。他梦到自己在太平洋海岸漫步，发现一条河从大海流向陆地。他顺着河走，很快遇到了自己已经过世的父亲，站在一个洞穴门口，一副潦倒不堪、无家可归的样子。走了没多久，他又遇到了自己的祖父，和父亲处于类似的情况。这个病人充满了对死亡的焦虑，在他的梦里，河水逆流表现了一种试图打破不可逆转的时间的努力——逆时间而走，他发现了已经去世的父亲和祖父仍然活着。他为自己家族的软弱和失败感到十分羞耻，这个梦使得我们可以入手处理他对家族过去的羞耻感以及对自己重复家族历史的恐惧。

另一个病人做了一个可怕的噩梦：

> "我的女儿和我正在骑车，突然，她开始往下沉，她掉入了流沙中。我飞速地试图打开背包取出相机，却没有办法拉开拉锁。这时，女儿已经下沉到看不见的地方了。太晚了，我没能救她。"

同一天晚上的另一个梦是：

> "我的家人和我一起被一个年长的杀人犯堵在屋子里。我们关上了几扇沉重的大门，然后我走出去和杀人犯谈判。那人的脸有些奇怪的熟悉感，而且穿着像是贵族。我对杀人犯说：'我不想冒犯你，但是在这种情况下，你应该了解我们不愿意让你进去。'"

这个病人在治疗团体中，就在做这个梦之前不久，几个团体成员直接告诉他，说他就像团体摄像机一样，只是一个旁观者，他自己本身并没有进入团体，没有把自己的情绪带入团体。顺便提一句，在同一晚上接连做梦，用不同的象征语言表达同一个问题，这并不少见（弗洛伊德称这种梦为同伴梦）。在我们的治疗工作中，我们没有努力去理解整个梦，而是像在其他例子中一样，聚焦在与当前治疗相关的方面。在这个梦里，我们关注的是缺少投入以及受到抑制的情感。

80.掌握一些梦的分析技巧

　　一些方法已经被证实有助于对梦的分析。首先，要确定你对梦感兴趣。我从第一次治疗开始就询问病人的梦（通常以询问睡眠情况为背景）。我尤其会询问重复出现的梦、噩梦或者其他重要的梦。从前一天或者前几天晚上做的梦中得到的联想要比更早的梦有效。

　　第一次治疗时，我试图让病人为治疗做好准备，在快要结束的时候，我会谈到梦的重要性。如果病人声称自己没有做梦或者记不得做了什么梦，我通常会给出下面的指示："在床头准备一个记事本。在早上或者夜里记下任何你能够记得住的梦。在早上，甚至在你睁开眼睛之前，重新回顾一下梦。不要理会你对自己说的类似于'它是这么清楚，我肯定不会忘记，因此我没有必要记下来'的这种话。"这样持续敦促病人之后（有的时候可能需要几个月的时间），即使是最顽固的人也会开始回忆梦。

虽然我通常在治疗过程中不进行记录（除了第一次或者前两次会谈），我通常都会记下对梦的描述。这些梦通常都很复杂，包括很多微小而富有意义的细节。而且，在治疗过程中，重要的梦会在讨论中一次又一次地重复出现，如果有一份记录的话会十分有用。（有的治疗师会请病人重复描述同一个梦，因为两次描述之间的差异可能会为梦中的重要之处提供线索。）我发现，如果请病人用现在时来描述梦的话，通常都会使他们像是重新进入梦中一样，使得对梦的描述十分真实。

通常，我问的第一个问题与梦的情绪有关。"你在梦的不同部分所体验到的情绪是什么样子的？这个梦的核心情绪是什么？"然后，我会请病人选择梦的不同部分，对其内容进行自由联想。或者，我也会选择有意义的部分仔细"研磨"。我告诉病人："请花几分钟的时间想想梦的这个部分。自由思考。不要压制任何想法，不要因为有些想法看起来很傻或者无关紧要而忽略它们。"

当然，我也会询问头一天所发生的事情（所谓"日间残余"）。我经常发现弗洛伊德的说法有其道理，梦通常会建立在所谓"日间残余"之上，但是为了使图像足够重要以至于被包含在梦中，它们必须被病人的一些旧有的、有意义的、富于情感的关切之事所强化。

有些时候，可以把在梦中出现的所有人物看作做梦者的不同面。格式塔学派的治疗师皮尔斯发展了一些十分强大的分析梦的技术。他认为，梦中的所有内容都代表了做梦者的某一方面，他会让病人作为梦中出现的每个人讲话。我记得有一次，他分析一个男性病人的梦，这个病人梦到自己的车因为火花塞坏了而不能开动。皮尔斯请病人代表梦中不同的部分，包括车、火花塞和乘客说话。这种干预清楚地显示了病人的拖延以及令他无法做事的矛盾心理，他不想按照自己所设计的那样生活。皮尔斯则帮助病人寻找其他的生活道路以及病人没有注意到的生命召唤。

81. 从梦中了解病人的生命

另一种对梦的有效运用不涉及无意识的方面，也不涉及挖掘梦的扭曲之处或者发现梦的意义。梦充满了对过去重要事件的回忆。仅仅选出这些回忆就能够做出非常有价值的探索。例如，下面的梦：

> "我在医院的一个房间里。护士推进来一张金属床，上面躺着一个面色红润的婴儿，盖着旧报纸。我问护士：'这是谁的孩子啊？'她说：'这个孩子没人要。'我把孩子抱起来，结果尿从尿布里漏了出来，弄得我全身都是。我大叫着：'我不要这个孩子。我不要这个孩子。'"

对于这个梦里两个充满情绪的部分——面色红润的婴儿和她的叫喊"我不要这个孩子"，病人进行了自由联想，并且得到了丰富的、深层次的信息。她从面色红润的婴儿想到了患有先天性心脏病的婴儿（英文为"blue baby"，直译就是"蓝色婴儿"）和患有黄疸的婴儿（英文为"yellow baby"，直译就是"黄色婴儿"）。然后想到了她还是个少年时，曾经经历过的一次流产以及父母当时的愤怒和对她的排斥——拒绝和她说话，而且坚持要求她找一份放学后的工作以避免以后的麻烦。接着她想到了一个她认识的四年级的女孩，患有先天性心脏病，手术之后再也没有回到学校，从此消失了。这个女孩也许是死了，但是因为老师从来没有提到过她，所以病人多年以来一直觉得死亡就是一种突然的、毫无踪迹的消亡。一想到这里，她便感到毛骨悚然。"蓝色"也代表着抑郁，让她回忆起自己长期抑郁的兄弟们。她从来不希望自己有兄弟，更是痛恨自己不得不和他们住在一间屋子里。当她想到患有黄疸的婴儿时，就回想起自己12岁的时候曾患有严重的肝炎，在几周入院治疗期间，她感到自己被朋友们抛弃了。患有黄疸的婴儿也让她想起自己儿子的出世，想到当儿子出生就患有黄疸令她多么惊恐万状。

梦中另一个充满情绪的部分——她的叫喊"我不要这个孩子"——对她来说也有很多意义：她的丈夫不想要孩子；她觉得自己的母亲不想要她；她的父亲很多次坐在她的床边向她保证说她是大人想要的孩子；她自己对两个兄弟的排斥。她记得自己10岁时进入布朗克斯区的一所新近的种族融合的、多为黑人孩子的学校念书时，曾多次遭受其他学生的攻击且不被"需要"。虽然学校对她来说很危险，但是她的父亲作为一名人权律师，强烈支持学校的种族融合，并且拒绝把她转到一所私立学校读书，她认为，这是她自己的最佳利益根本不受父母重视的另一个例子。与我们的治疗最相关的一点是，她感到我不喜欢、不需要她，她觉得自己的需求感是如此强烈，以至于她必须掩饰这种需求感，以防我感到厌烦并决定不为她进行治疗。如果不是因为她的梦，这许多充满情绪的记忆便不会在治疗中出现。梦提供了可以讨论许多周的丰富素材。

出现在梦中的人通常复合了很多人的形象，他们不像生活中任何一个特定的人，但有着许多人的影子。我经常请病人用心去看梦中人物的脸，然后自由联想。或者我会建议病人闭上眼睛，让梦中的脸转化为任何一张脸，然后向我描述。通过这种方法，我经常会了解到在病人的生活中许多已经消失的人——叔舅、姑姨、最好的朋友、过去的爱人、老师，那些在病人生活中曾经起过重要的作用而如今却已经被忘记的人。

有些时候，治疗师自然而然的反应也会有所帮助，例如，表达治疗师自己对梦的一些自由联想。当然，治疗师的自由联想可能会使得分析有所偏差，因为毕竟只有病人的自由联想才能够通向对梦的更为真切的解释。但是因为我关注的是治疗取得了何种进展，而不是一些仅有虚幻的真实性的对梦的解释，所以这对我倒是不成问题。例如下面这个梦：

"我就在你的办公室里，但是屋子要大得多，我们坐的椅子看起来也很大，而且两把椅子离得很远。我试着靠得近一些，但是我不是直接向你走去，而是在地上向你滚去。你那时也坐在地板上，然后我们继续谈话，你抓着我的脚。我告诉你，我不喜欢你闻我的脚。然后，你就把我的脚放在你的脸颊边，我很喜欢你这样做。"

对于这个梦，病人很难想到些什么。我询问她，我闻她的脚有什么意思。她说，是担心我看到她黑暗的、不好的一面，然后排斥她。但是梦的其他部分对她来说是不可理解的。然后我说出了自己的反应："玛格丽特，这个梦像是小孩子做的梦，大房间和家具，你滚到我面前，我闻你的脚，我把你的脚放在我的脸颊边，整个梦给我的感觉像是来自一个小孩子的视角。"

我的话让她回忆起很重要的事情。在治疗结束后回家的路上，她的脑海中充满了被遗忘的记忆：她和她的母亲在亲密长谈的时候如何互相按摩对方的脚；她和母亲的关系一度非常糟糕，她认为她的母亲无情地和自己保持距离，它们很少有躯体上的接触。而这个梦告诉了我们不同的东西，使得我们进入了治疗的下一个阶段：她重构了自己的过去，使得父母的形象变得更为柔和、更为人性化。

另一个把治疗带入新阶段的梦是一个对大部分童年生活失忆的病人，尤其令人好奇的是，他对自己的失忆不具有好奇心：

"我的父亲仍然活着。我在家，正在看一些旧信封和笔记本。在他死之前，我是不应该打开这些东西的。但是，我注意到有绿光在一闪一闪的，这个光让我能够直接看到封口的信的里面。这个闪光就像是我的手机在闪一样。"

从梦中很明显可以看到病人好奇心的苏醒，以及其内在自我的要求（闪闪的绿光）指引他重新审视与父亲的关系。

最后一个例子是一个开启了治疗新阶段的梦：

"我正在为一场婚礼梳妆打扮，但是我找不到裙子了。有人给了我一大堆木头让我雕个婚礼圣坛，但是我实在不知道从何处着手。我的妈妈把我的头发编成一排排的小辫。接着，我就坐在沙发上面，我母亲的头和我的脸非常接近，我甚至能够感觉到她脸上细小的绒毛，然后她就消失了，剩下我一个人在那儿。"

对这个梦，病人没有什么特别的联想，尤其是对奇特的辫子发型（她从没梳过这样的发型）。直到第二天晚上，当她躺在床上快要睡着的时候，她突然记起早已被忘记的在小学一年级到三年级的好朋友玛莎，她就留着那样的发型！她回忆起在小学三年级的时候，有一次老师因为功课做得好而奖励她，允许她挂上班级的万圣节装饰，并允许她选择另一个同学帮助她完成这件事。

她挑选了另一个女孩而不是玛莎，因为她觉得这是扩大朋友圈子的一个机会。

"结果玛莎再也不和我说话了。"她十分悲哀地说，"她是我最后一个好朋友。"然后，她给我讲述了她孤独的生活，以及被她以某种方式破坏掉的所有可能的亲密关系。另一个联想（对于和她离得很近的头）是她四年级的老师贴在她耳边，好像要对她说一些温柔的话，实际上却在蔑视地说，"你为什么会做出这种事情？"梦中的细小绒毛令她想到了我的胡子，以及她对允许我和她距离过近的担心。病人在第二天晚上要睡觉的时候联想起了头一天晚上的梦，这不是一种少见的现象，它被称为"状态相关的记忆"。

82.注意第一个梦

自弗洛伊德在1911年发表了第一篇有关梦的精神分析的文章之后，治疗师就开始格外地重视病人在治疗中的第一个梦。弗洛伊德认为，第一个梦是无价的，向治疗师显露了核心问题，因为病人无意识中的那个织梦者仍然懵懵懂懂，并没有防卫（只是为了修辞的原因，弗洛伊德有的时候会把心灵中创造梦的部分称作一个独立的小矮人）。在治疗后期，当治疗师对梦进行阐释的能力变得明显了，梦也开始变得更加复杂且难以理解。

还记得在"79.对梦的实用主义使用"里的两个梦的预见性吗？在第一个梦里，一位女检察官对自己的父亲提起公诉。在第二个梦里，一个要进行一次旅行的男人在一家百货商店购买物品的时候进入了一段通往地下室的黑暗楼梯。除此之外，还有其他一些例子。

一位病人的丈夫因为脑部肿瘤而生命垂危，在第一次治疗之前的晚上，她做了这样一个梦：

> "我仍然是个外科医生，但我也是英语专业的研究生。我准备的一个课程需要两种完全不同的课本，一个古老的课本和一个现代的课本，不过它们的名字是相同的。我还没有为研讨班做好准备，因为这两本书我都没有读过，尤其是古老的课本，我读了它才能做好准备去读现代的课本。"

当我询问她是否知道课本的名字时，她说，"当然了，我记得很清楚。两本书都叫《纯真之死》。"

这个具有无比预见性的梦勾画出了我们以后工作的大概轮廓。一本古老的教科书和一本现代的教科书？她很确定自己知道它们代表什么意思。古老的教科书代表20年前因为车祸死亡的弟弟。她丈夫即将到来的死亡是那本现代的教科书。梦告诉我们，在她接受自己弟弟的死亡之前，她无法接受丈夫的死亡。弟弟的死亡显著地影响着她的生活，摧毁了她所有天真无知的神秘信念：上苍护佑、家的安全、世界的公平原则、年长的应先于年幼的死去的顺序感。

第一个梦通常会表达病人对即将进行的治疗的期望或者恐惧。我进入精神分析治疗的第一个梦在事隔40年之后仍然无比清晰：

"我躺在医生的检验台上。床单太小了以至根本不能完全盖住我。我可以看到一个护士正在把一支针管插在我的腿上，而且是我的胫骨上。突然响起一个震耳欲聋的、充满蔑视的声音，伴随着咯咯的笑声，在说'嘶嘶嘶嘶'。"

这个梦的核心是那个高声的"嘶"，我立刻明白了它的含义。从小开始，我就受到慢性鼻窦炎的困扰。每个冬天，妈妈都会带我到戴维斯医生那里疏导和冲洗鼻窦。我讨厌他黄色的牙齿和他用死鱼样的眼睛通过戴在头部的耳鼻喉医生专用的圆镜来看我。我还记得在医生那里，他总是把套管插入我的鼻窦孔，我会感觉到一阵尖锐的疼痛，然后听到一阵震耳欲聋的嘶嘶声，那是从套管中注射的盐水冲洗我的鼻窦的声音。我记得在半圆的、铬合金的疏导锅内那些颤动的、恶心的东西，我想我的一部分脑子一定随着浓液和黏液被冲了出来。

这个梦表达了我所有的对即将进行的分析的恐惧：我会暴露出来（小床单）；可能会痛苦地被穿透（扎针）；我可能会失去自己的思想，被洗脑；而且会因为躯体的一部分（长长的、结实的部分）受伤而感到极度的痛苦（由胫骨表示）。

一位女性病人在第一次治疗之前梦到我会把她家里所有的窗户都打破，然后会给她的心脏打上麻醉剂。我们对给心脏打麻药这一点进行了讨论，发现虽然她是一位十分成功的科学家，但是她一直受到诱惑想要放弃职业，改行做一个画家。她担心治疗可能会让她艺术家的心灵进入睡眠状态，强迫她继续一种更为合乎理性但却令人窒息的生活轨迹。

这些梦提醒我们，人们对于治疗的一些误解是根深蒂固的。不要被假象所误导。假如新的病人对于治疗有恐惧或者疑惑，就一定要让每个病人对治疗的过程有所了解和准备。

83. 关注与治疗师有关的梦

对于病人提供的梦，我认为没有哪个能像和治疗师（或者治疗师的象征物）有关的梦那样有助于治疗过程了。正如下面的一些例子所显示的，这样的梦具有重要的治疗性潜力，因此值得仔细分析。

一个病人梦到：

> "我在你的办公室里，我对你说'你是一只奇怪的鸟，我从来没有见到过任何像你这样的生物'。"

和平常一样，我询问这个梦的情感色调。"温暖而舒适。"病人说。这位病人表现出一些不同寻常的强迫仪式，这大大遮蔽了他的许多优点，例如较高的智力、广泛的兴趣与广博的知识、他对服务事业的献身。他对自己说，我只会对他的怪异之处感兴趣。就像我可能会对马戏班里的怪物感兴趣一样。这个梦让我们进入了一个重要领域：病人一直以来所培养的一种怪异的行为方式，并用它来与他人进行交往。很快，这条路把我们引向他对自己的蔑视，以及他担心因为自己的空虚、空洞以及虐待他人的幻想而使得其他人都不理他。

另一个病人梦到：

> "你和我在我六年级的教室里做爱。我脱掉了所有的衣服，但是你穿着所有的衣服。我问你是不是觉得不够满意。"

这个病人在初中的时候一直受一个老师的性虐待。在之前的治疗中，她因为讨论这些事情而感到极度沮丧。我们对这个梦的工作揭示了几个重要的问题。我们对性的讨论使她感到有性刺激。"和你谈到性有点像和你发生性关系。"她说。并且她怀疑我可能会有相同的感受，并且从她袒露的个人故事中获得一种窥阴式的快感。她谈到了自己对这种讨论的不平等性感到不舒服。在治疗中，她暴露了所有的东西，而我隐藏着自己。在梦中提出的我是否获得性满足的问题表达了她的恐惧，因为她唯一需要给予的东西就是性，如果她不能给我提供性的话，我可能就会抛弃她。

另一个梦是：

> "我在一栋错层式的房子里。一个10岁的小女孩试图把这个房子分成两半，我把她打退了。然后，我看到一辆黄色的好运牌卡车开了过来，一次又一次地撞击房

间的地基。我听到有人说'帮助之手又一次击中了'。"

毫无疑问，我在这个梦里扮演的是好运牌卡车，一次又一次地威胁到房子的地基。但是这个梦冗余地添加了一句"帮助之手又一次击中了"。这个病人是一位受到压抑和限制的女性，生长在一个酗酒的家庭，整个家庭花了很大的力气试图不让社区的人知道自己酗酒。梦表达了她对暴露的恐惧，并在警告我要温和、小心地处理。

下面举另一个临床的例子。在治疗快结束的时候，一位女性病人梦到：

> "我们一起在一个酒店参加会议。某个时候，你建议说我的房间应该挨着你的房间，这样我们可以一起睡觉。所以我就到酒店的接待台，打算换房间。但是没过多久你就改变主意了，你告诉我这个办法不好。于是我回到接待台去取消对房间的调换。不过已经太晚了：我所有的东西都已经被搬到新房间里了。接着，我发现新的房间是一个更大、更高、风景更好的房间。而且从数字上来看，新房间号是929，这是一个更吉利的数字。"

做这个梦的时候，我和病人刚刚开始讨论结束治疗。这个梦表达了病人的观点：我开始的时候是引诱性的（在梦里，是我建议病人和我住在比邻的房间里的，这样我们就可以一起睡觉了）；她的反应是和我离得更近（她调换了房间）。但是当我改变主意不想和她发生性关系之后，她却不能搬回旧的房间了，也就是说，她经历了一些不可逆转的改变。而且，这个改变是好的，新房间是更好的房间。这个病人是位具有惊人美貌的女性，总是散发着性感的魅力。在过去，她和所有男人的交往都基于或隐或显的性魅力。这个梦表明，在建立治疗关系的时候，我们之间的性能量似乎是最关键的因素，而一旦治疗纽带建立了，就能推动病人发生不可逆转的改变。

另一个临床的例子：

> "我在你的办公室里看到了一位黑眼睛的美丽女人，她倚在沙发上，头发上别了一枝红玫瑰。我走近的时候才发现这个女人并不像最初所看到的那样，她的眼睛是黑色的，但充满的不是美丽而是死亡。那朵红色的玫瑰也不是玫瑰，而是血淋淋的致命伤口。"

这个病人（在《妈妈及生命的意义》中有详细的描述）经常表示她不愿意把我作为一个真实的个体而与我建立关系。在我们对梦的讨论中，她说："我知道我是这个女人，任何走近我的人就会被引向死亡，这是另一个让你远离我的理由，是让你不要离得太近的原因。"

这个梦把我们带入了她生活的一条主线：她是被诅咒的。那么多她曾经爱过的男人都死去了，让她相信自己身上带着死亡的诅咒。这也就是为什么她不让我成为一个真实的人，她想要让我超脱于时间，让我的生命轨迹没有开始和终结（这是最重要的）。

我的笔记上记满了这样的例子，这些梦中都有我的存在。一个病人梦到向我的表撒尿；另一个梦到在我家里散步，见到了我的妻子，然后成为我家庭的一员。随着我年龄的增大，病人开始梦到我不在或者已经死去了。在导言中，我提到过一个梦，在梦中，病人进入了我的早已荒废的办公室，结果只找到了一个帽架，上面挂着我的一顶满是蜘蛛网的巴拿马帽。另一个病人梦到进入我的办公室，发现一个图书管理员坐在我的桌子旁边，告诉她，说我的办公室已经被转做纪念图书馆用了。每个治疗师都能提供其他的梦的例子。

84.注意职业风险

心理治疗的温馨设置，例如舒适的座椅、有品位的装饰、温柔的话语、共同分享、温暖、亲近的关系，等等，经常会掩饰这个职业带来的危险。心理治疗是一个要求很高的职业，一位成功的治疗师必须能够忍受这个工作必然带来的孤独、焦虑和挫败感。

一个看似矛盾的地方是治疗师一方面如此强调与病人的亲近，一方面其职业的重要危险之一就是孤独的体验。治疗师通常是孤独的，每个工作日都在进行一个接一个的治疗，除非付出很大的努力在生活中建立一个同事的活动圈子，否则也很少有机会见到其他同事。当然，在每一次的治疗中都充满了亲密感，但是这种与病人的亲密感并不足以支撑治疗师的生活，这种亲密感不能够代替治疗师与朋友和家人之间深刻而充满爱的关系，带来对治疗师的滋养和修复。单纯以另一个人为中心的关系，完全不同于他人和自己处于平等地位的关系。

通常，治疗师会忽略个人关系。我们的工作成为我们全部的生活。在每个工作日结束的时候，我们感到自己已经付出了太多，对于获得更多关系的欲望已经被淘空了。而且，病人对我们是那么感恩、那么崇拜、那么理想化，治疗师会冒着忽略家庭成员和朋友的风险，因为他们不觉得我们无所不能。

治疗师的世界观本身就是孤独的。经验丰富的治疗师会以一种不同于常人的方式看待关系，他们有时候会对社交仪式和冗节失去耐心，不能忍受在一般社交场合中肤浅的萍水相逢和客套的社交谈话。在旅行的时候，一些治疗师会避免和其他人接触或者对自己的职业有所保留，因为他们已经厌倦了公众不合理的恐惧或者贬低，也厌倦了他人的过度褒扬，厌倦被认为有读取心灵密码的能力，或者能够为多种多样的问题提供解答。

虽然治疗师应该避免在每日的工作中被理想化或者被过度贬低，但他们通常很少能真正做到。他们经常会体验到自我怀疑或者自我夸大的情绪，包括这些自信心上的动荡导致的所有内部状态的变化，都需要被治疗师仔细地关注和检查，以免影响到治疗工作。治疗师生活中遭遇的事件，例如，紧张的关系、孩子的出生、抚养孩子的压力、丧失亲人、婚姻不和谐、离婚、突发事件、生活中的种种困难、生病等，所有这些都可能会极大地增加治疗的压力和难度。

所有这些职业上的危险会受到治疗师工作计划的很大影响。

如果面临个人经济的压力，每周安排了40～50小时的治疗，这时治疗师将面临很大的风险。我通常把心理治疗看作一种感召而不是一种职业。如果累计财富而非提供服务是主要动机，那么成为一个治疗师可能不是很好的职业选择。

治疗师的效能丧失感也和所进行治疗的范围有关。过度专门化，尤其是针对那些伴有巨大痛苦和不幸的临床领域，例如，濒死的人、有严重疾病并且慢性功能受损的个体、精神病患者，都会给治疗师带来很大的风险。我相信，治疗实践的平衡和多样化能给治疗师带来一种新鲜感。

在前面，我谈到过治疗师越轨与病人发生性方面的关系，我指出，治疗师和病人之间的关系与其他任何一种包含权力差异的剥削关系具有极强的相似性。但是不同之处在于，治疗关系的纽带会变得非常非常的强，在这个关系中，有多少东西被展现、有多少被询问、有多少被给予、又有多少被理解，不但病人会感到爱，治疗师同样会感到爱。但是治疗师必须把这种爱限定在博爱的范畴之内，而不能使它滑向性爱。

在治疗师生活中的所有应激源中，有两种是最具灾难性的：病人的自杀和因为治疗失当带来的法律纠纷。

如果我们和受到困扰的病人一起工作，就永远存在着病人自杀的可能性。大概50%有经验的治疗师在过去的或者当前经历过病人的自杀，或者是一次严重的自杀企图。即使是最有经验的治疗师也会被震惊、悲伤、自责、无力和对病人的愤怒所折磨。

在面对治疗失当的法律纠纷时，治疗师会体验到同样强烈的痛苦。在像今天这样的诉讼时代里，有能力和正直诚实并不能给治疗师带来保障，我认识的几乎所有能力很强的治疗师都至少遇到过一次法律纠纷或者被威胁要诉诸法庭。治疗师在经历诉讼的时候会有一种强烈的被背叛的感觉。治疗师把自己贡献给了一个服务性行业，总是尽力帮助病人成长，在经历了法律诉讼之后，治疗师会被深深地撼动，甚至有些时候会发生根本的改变。在治疗师进行初始评估的时候，一个从前没有过的、让人不愉快的想法可能会时时出现："这个人会不会起诉我？"我知道有治疗师因为治疗失当引起的法律诉讼带来了过强的无力感，而最终决定提早退休。

60年前，弗洛伊德建议治疗师每隔5年进行一次个人分析，因为治疗师在工作中会面临大量被压抑的原始材料。弗洛伊德把这种暴露比作经常接触危险的X射线。不管同意还是不同意弗洛伊德的解释，绝大多数人都会认可他的观点：治疗师的内心工作不能间断。

我自己发现，治疗师的支持性团体可以作为抵御这些风险的有力壁垒。在过去的10年里，我参加了一个无领导团体，这个团体包括11位年龄和经验都差不多的男性治疗师，我们每隔一周聚会一次，每次90分钟。不过这些团体特征并不重要——例如，多年来我领导过一个十分成功的每周一次的治疗师团体，这个团体由不同年龄和性别的成员组成。而且团体叫什么也并不关键，不管是"治疗团体"，还是"支持团体"。最为关键的是团体提供了一个安全的、信任的气氛，使得成员可以分享个人生活和职业生活中的压力。

如果在成员之间没有人际不和谐，一个由有经验的治疗师组成的团体便不需要领导。实际上，不指定领导可能会使成员更充分地使用他们自己的技巧。一个由没有那么多经验的治疗师组成的团体可能会需要一位有经验的治疗师作为促进者和指导者。所有这些工作需要的只是一两个有奉献精神的人制订一份治疗师名单（所有的治疗师彼此合得来），并且联系这些治疗师，安排每次团体会谈的时间和地点即可。

我认为，团体是提供支持和促进个人改变的重要工具。再加上有经验的治疗师聚在一起能够共享的技能和资源，难怪我会如此热切地敦促治疗师尽量利用这样的机会。

85. 珍惜治疗特权

我极少听说我的治疗师同事抱怨他们的生活没有意义。治疗师的生活是一种服务性生活，每天我们都在超越个人的欲望，关注其他人的需要和成长。我们不仅从病人的成长中获得快乐，也从病人对他们生活中所接触的其他人的影响中获得快乐。

这个职业有着异乎寻常的特权，也会带来异乎寻常的满足。

在之前对职业风险的讨论中，我描述了艰苦的、永不止息的自我审查，以及因这个职业性质所要求的内心工作。但是每一种要求更多的是一种特权而不是负担，因为这些要求帮助我们对抗内心的停滞。积极的治疗师总是在改变中，不断地通过自我认识和觉醒获得成长。一个人怎么可能在引导其他人探索心灵的深层结构和存在状态的同时不对自己进行探索呢？一个人也不可能请病人关注他（或她）的人际关系而忽略自身的人际关系模式。病人给我的大量反馈（例如，我有所保留、拒绝、带有评判性、冷漠或者超然）是我必须要严肃对待的。我问自己，这些反馈是否符合我的内心体验，其他人是否给了我相似的反馈。如果我发现反馈是确切的、反应了我的盲点，我会对病人充满感激之情，并且会告诉他们。如果不这样做，而是拒绝承认其准确的观察的真实性，就是在忽略病人的现实检验，是对治疗有害的，是反治疗的。

我们这儿是秘密的集中地。每天，病人与我们分享他们的秘密，他们通常从来没有和第二个人讲过这些秘密。知晓这样的秘密是少数人的特权。这些秘密让我们看到了人生戏剧的"后台"，没有各种社会规则、没有演戏、没有虚张声势、没有舞台造型。有些时候，这些秘密是灼人的，会让我回到家的时候拥抱我的妻子，庆幸自己的幸运。也有秘密会让我回想起自己的久已遗忘的记忆和冲动。还有些秘密让我感到十分悲哀，因为我看到了整个生命因为羞耻感和不能原谅自己而被白白浪费掉。

我们治疗师手握可细致观察世界的清澈透镜，这个透镜更少扭曲、否认和幻觉，它使我们能够看到事情的本来面目（在这方面可以想想一位著名的精神分析师艾伦·威利斯的作品名——《事物的本来面目》《事物间的关系》《没有幻觉的人》）。

治疗师和来访者都受到痛苦的秘密的折磨——对自己所作所为的负罪感、因为没有做该做的事情带来的羞耻感、渴望被爱和被珍惜、内心深处的脆弱、不安全感和恐惧，等等。当我怀着这样的认识和病人接触时，我觉得和他们之间的距离拉近了。随着时间的流逝，我听到的许多秘密让我更加温和而宽容。当我遇到因为虚荣或者自恋而自我膨胀的人或者在消耗生命的激情之中摇摆不定的人时，我能够直觉地感受到他们内心深处的秘密，我感到的不是批判而是同情，更重要的，我感到与他们有着一种联结。当我刚开始（从一位佛教静修者那里）接触到正规的慈悲冥想时，我觉得自己十分自在。我相信比一般人们以为的多得多的治疗师都会熟悉这种慈悲的感觉。

我们的工作不但给我机会超越自己，发展和成长，清晰地看到人类生存的真实和悲剧，还给予了我们更多的东西。

我们受到知性的挑战。我们在最宏大复杂的领域进行探索，即人类的心灵的发展和维系。我们和病人一起，品尝做出重大发现时的欢欣，此时遗失在各处的碎片突然之间顺利地整合在了一起。有些时候，我们是新生的、解放的使人振奋的事物的"助产妇"。我们看到自己的病人放弃自我挫败的模式；脱离那些久远的哀恸，重拾生活的热情；学会爱我们（治疗师），借此学会爱生活中的其他人。看到病人认识到自己的生活智慧对治疗师来说是一种快乐。有些时候，我感觉自己像一个向导，陪伴病人从他们自己的房子里走过。最大的快乐是看到他们打开自己从未进入过的房门，发现房子里曾被掩盖住了的新结构——自我中智慧的、美丽的、富于创造性的部分。有些时候，这个过程的第一步是进行梦的分析，当那精巧的构造和闪亮的图像（指梦的内容）从一片黑暗之中显现时，我和病人会一起发出由衷的赞叹。我想象那些教授创作性写作的老师必然会有类似的体验。

　　最后，也是我认为最异乎寻常的特权，是从属于一个古老的、值得尊敬的治疗者团体。治疗师这个职业不但可以追溯到心理治疗的创始者弗洛伊德和荣格，追溯到他们的先辈——尼采、叔本华和克尔凯郭尔（Kierkegaard），还可以追溯到基督、佛陀、柏拉图、苏格拉底、盖伦、希波克拉底，以及所有其他伟大的宗教领袖、哲学家和医生。所有这些人关注并拯救着的是人类的绝望。

注　释

p.2—Erikson, Erik, *Identity: Youth and Crisis* (New York: W. W. Norton, 1968), pp. 138-139.

p.11—Karen Horney, *Neurosis and Human Growth* (New York: W.W. Norton, 1950).

p.16—C. P. Rosenbaum, personal communication, 2001.

p.17—André Malraux, *Antimemoirs* (New York: Holt, Rinehart, and Winston, 1968), p. 1.

p.17—Arthur Schopenhauer, parerga and paralipomena, Volume 2, translated by E. Payne (Clarendon Press. Oxford. 1974), p. 292.

p.18—Arthur Schopenhauer, The *Complete Essays of Schopenhauer,* trans T. Bailey Saunders (New York: Wiley, 1942), p.2.

p.18—ibid-p.298

p.19—Hermann Hesse, *The Glass Bead Game: Magister Ludi,* Richard Winston.

p.27, 28—Ram Dass, oral communication, 1988.

p.32—Carl Rogers, "The Necessary and Sufficient Conditions of Psycho-therapeutic Personality Change," *Journal of Consulting Psychology* 21

(1957): 95-103.

p.35—Irvin Yalom, *Every Day Gets a Little Closer* (New York: Basic Books, 1974).

p.35—Terence, *Lady of Andros, Self-Tormentor & Eunuch,* vol. 1, trans.John Sargeant (Cambridge: Harvard University Press, 1992).

p.44, 45—This dream is discussed in *Momma and the Meaning of Life* (New York: Basic Books, 1999.)

p.48—This incident discussed in *Momma and the Meaning of Life* (New York: Basic Books, 1999.)

p.84—K. Benne, "History of the T-group in the laboratory setting," in *T-Group Theory and Laboratory Method,* ed. L. Bradford, J. Gibb, K. Benne (New York : John Wiley, 1964), pp. 80-135.

p.85—Irvin Yalom, *Inpatient Group Psychotherapy* (New York: Basic Books, 1983).

p.85—Irvin Yalom, *Every Day Gets a Little Closer* (New York: Basic Books, 1974).

p.98—Irvin Yalom, *Love's Executioner* (New York: Basic Books, 1989).

p.102—Sigmund Freud, *Studies in Hysteria* (New York: Basic Books, 2001).

p.105—Irvin Yalom, "Group Therapy and Alcoholism," *Annals of the New York Academy of Sciences* 233 (1974): 85-103.

p.107—Yalom, S. Bloch, S. Brown, "The Written Summary as a Group Psychotherapy Technique," *Archives of General Psychiatry* 32 (1975): 605-13.

p.107—Sándor Ferenczi, *The Clinical Diaries of Sándor Ferenczi,* ed. Judith Dupont (Cambridge: Harvard University Press, 1995).

p.108—Irvin Yalom, *Lying on the Couch* (NewYork: Basic Books, 1996).

p.117—Peter Lomas, *True and False Experience* (New York: Taplinger, 1993), pp. 15-16.

p.139—Friedrich Nietzsche, *Thus Spake Zarathustra* (NewYork: Penguin Books, 1961), p. 85.

p.141—Louis Fierman, ed., *Effective Psychotherapy: The Contributions of Helmut Kaiser* (NewYork: The Free Press, 1965), pp. 172-202.

p.141—Irvin Yalom, *When Nietzsche Wept* (NewYork: Basic Books, 1972).

p.143—Harry Stack Sullivan, *The Psychiatric Interview* (New York: Norton, 1988).

p.149—J. Luft, *Group Processes: An Introduction to Group Dynamics* (Palo Alto, Calif.: National Press, 1966).

p.167—I. Yalom, M. Liebermann, "Bereavement and Heightened Existential Awareness," *Psychiatry,* 1992.

p.171—Irvin Yalom, *Existential Psychotherapy* (NewYork: Basic Books, 1980), p. 146.

p.191—J. Gardner, *Grendel* (NewYork: Random House, 1989).

p.192—Martin Heidegger, *Being and Time* (New York: Harper and Row, 1962), p. 294.

p.222—Friedrich Nietzsche, *The Gay Science* (New York: Vintage Books, 1974).

p.222—Friedrich Nietzsche, *The Will to Power* (New York: Vintage Books, 1967), p. 272.

p.223—Friedrich Nietzsche, *The Will to Power* (New York: Vintage Books, 1967), p. 267.

p.253—Irvin Yalom, *Love's Executioner* (New York: Basic Books, 1989), p. 15.

p.254, 255—Friedrich Nietzsche, Letter to P. Gast 4 August 1882, cited by P. Fuss and H. Shapiro, in *Nietzsche: A Self-portrait from His Letters* (Cambridge: Harvard University Press, 1971), p. 63.

p.256—Friedrich Nietzsche, *Beyond Good and Evil* (New York: Vintage Books, 1989), p. 95.

p.256—Erich Fromm, *The Art of Loving* (New York: Perennial Classics, 2000).

p.260—Erik Erikson, personal communication, 1970.

p.263—Ruthellen Josselson, *The Space Between Us* (New York: Sage, 1995), p.201.

p.270—D. W. Winnicott, "Hate in the Counter-transference," *International*

Journal of Psychoanalysis 30 (1949): 69.

p.273—Sigmund Freud, *Studies in Hysteria* (New York: Basic Books Classics, 2000).

p.278—Drew Weston and Kate Morrison, "A Multidimensional Meta-Analysis of Treatments for Depression, Panic, and Generalized Anxiety Disorder: An Empirical Examination of the Status of Empirically Supported Therapies," *Journal of Consulting and Clinical Psychology,* December 2001, Volume 69, Number 6.

p.303—Sigmund Freud, *The Handling of Dream Interpretations,* standard edition, vol. 12 (London: the Hogarth Press, 1958), p. 91.

p.303—These two dreams are described in *Momma and the Meaning of Life* (New York: Basic Books, 1999).

p.310—Irvin Yalom, *Momma and the Meaning of Life* (New York: Basic Books, 1999), pp. 83-154.

p.316—Sigmund Freud, *Analysis Terminable and Interminable,* Standard Edition, vol. 23, p. 249.

新版增补

关于作者

欧文·亚隆　医学博士　著有《爱情刽子手》《妈妈及生命的意义》《叔本华的治疗》等畅销著作，以及心理治疗领域的若干经典教材，他所著的《团体心理治疗——理论与实践》是这个领域的标准教材。

关于本书的新想法与新发展

　　几年以后的今天，再来看《给心理治疗师的礼物》这本书，带给我很多复杂的情绪，绝大多数和易逝的时光有关。77岁了，对我来说，时光的无情流逝从来都没有远离我的意识。但是，重读自己的作品，让这些情绪变得分外清晰。这么多故事、病人和记忆在时间的冲刷下，已经慢慢褪色了。我在书中掩饰病人身份的努力，现在对我自己也已经成功奏效了。我究竟是和谁，和哪些人，分享过如此多的亲密感和痛苦？我也面临着自己生命的褪色。在重读《给心理治疗师的礼物》的过程中，作为作者，我的骄傲中也掺杂着沮丧，因为我意识到，那个写出这本书的男人比我现在写得好多了。

　　我写增补的目的是对原作品进行一定的添加和更正。虽然我会用很多笔墨描述治疗领域的新发展，对本书中的重要主题，我的观点从来没有发生过变化。这些主题包括：治疗关系、自我暴露、聚焦"此时此地"、与存在主义相关的问题、梦。实际上，我在本书之后的三部作品里（《叔本华的治疗》《团体心理治疗——理论与实践》《直视骄阳：征服死亡恐惧》），对这些主题做了非常详尽的介绍。

对于手册式的短程治疗效果，我仍然十分怀疑。此外，我仍相信长程动力性心理治疗有助于解决广泛的心理问题。2008年发表的一篇重要文章为我的观点提供了实证支持。文章的作者对大量坚实的实证研究（总共涉及1053个病人）进行了元分析。他们的结论是长程动力性心理治疗在总体的有效性、对目标症状的治疗以及人格功能的改善上，都显著优于短程治疗[1, 2]。

很多学生让我归类我的治疗取向。《给心理治疗师的礼物》到底代表了哪种治疗流派？它肯定是存在主义的吧？要不然是人本主义的？精神分析？格式塔？人际心理学？对这个问题，我费很大力气都很难找出答案，因为这个问题和我写这本书的目的是彼此矛盾的，我想要呈现的是适合于所有治疗形式的观点和技术。

请允许我重复一个在原书中描述过的对存在主义取向的重要观点。虽然我花了十年的时间写了《存在主义心理治疗》一书，甚至在《给心理治疗师的礼物》中花了一些篇幅谈到与存在主义相关的问题，但是我从来不认为存在主义观点可以被看作一个独立的心理治疗流派。相反，我的目的是让所有的治疗师，不管来自何种理论流派，能够更敏感地认识到存在的问题在人类的痛苦中所占据的地位。总的来说，心理治疗领域存在太多对过去(父母、历史和创伤)的关注，而很少关注未来（死亡的必然性，我们对不朽的渴望和对生命有限性的觉察）。

我最近和一个病人的一次治疗清楚地显示了当前一些主要治疗取向之间的差别。

我和丹妮已经在一起工作六个月了。她是一个33岁的健康产业管理专家，管理着一个大型门诊。她来见我的时候处于严重的焦虑状态。我们花了大量时间针对她的焦虑进行工作，发现她的焦虑有以下三个来源：现实焦虑、神经质焦虑和存在主义焦虑。

基于现实状况的焦虑是最容易确定的。丹妮怀孕八个月了。两天以前，一个和丹妮一起参加生产准备课程的朋友流产了。在同一周里，丹妮母亲的病情（膀胱癌，生命垂危)出现了显著的恶化。同时，丹妮在经济上也感受到了严重威胁。她刚得知，另一家大型诊所将在她的诊所附近开业，与她的诊所竞争。

有些焦虑是神经质性的。譬如下面这个梦所描述的：

> 我的丈夫、父亲和我在一所旧房子里面，我要去见妇产科医生。我在每一个房间里面搜寻他的身影（妇产科医生），然后给我的妈妈打电话，看她是否能帮忙。没有人接电话，而我不停地拨号，直到从梦里醒来。

丹妮对这个梦的联想显示了她和母亲之间脆弱而不清晰的边界。是她的妈妈，而不是丹妮，进入了老年期。而在梦里，丹妮怀孕了，在一所老房子里，向她濒死的母亲寻求帮助去找妇产科医生。丹妮谈到她感觉以某种奇怪的方式和母亲融合，并且认为在她的怀孕和母亲的濒死中存在某种神秘的联系。当她孩子的头顶到她的膀胱的时候，她体验到的是和她母亲描述的类似的疼痛。她发现自己总是想着两个不同的时刻：她的孩子来到人世的第一次呼吸和她母亲在生命中的最后一次呼吸。她无法不去想象她和母亲的腹腔里都在孕育着一堆以她们的机体为营养的细胞。最重要的是，她觉得自己很自私并有负罪感：为什么她年轻、充满活力，欢喜地孕育着新生命，而她的母亲，却孕育着死亡？

她的母亲住在5000公里以外的地方，虽然是丹妮的医生不允许她旅行的，但丹妮却因为自己不能陪伴濒死的母亲而充满了罪恶感。她想象所有的人都会鄙视她，因为她不能陪伴在母亲的身边。她的家庭过去一直都在抗拒她对独立的向往和追求，现在她担心她不在场会重新激发起过去的这些不满。

最后，还有存在主义的焦虑。在丹妮小时候大病了一场几乎丧命之后，她的内心一直笼罩着对于死亡的焦虑。但是现在母亲的濒死使丹妮对死亡的恐惧重新加剧，占据了她的生活和梦的中心。奇怪的是，对死亡的思考也让她获得一种平静的心态。她想，也许母亲的死亡是一份最后的礼物，给她树立了一个勇敢而诚实地面对死亡的榜样。

面对死亡也起到了唤醒的作用。同时面临新生命和死亡提醒了丹妮：生命是循环往复的，她也会像母亲一样走向死亡。有限生命带来的焦虑让她更加珍惜眼前的时光，同时也改变了她看待生活的视角：珍惜生命，不要关注无关紧要的小事，不要做不想做的事情，别总是为琐事烦恼（譬如丈夫的疲劳和对更多睡眠的需求），因此她能够更敏锐地感受到他对她无条件的支持和爱。

在《给心理治疗师的礼物》一书中，我用边界体验来描述那些直面死亡并由此让我们意识到生命的短暂和可贵的体验。边界体验这个词已经不再适合了。因为边界对于现代心理治疗师来说，有着另外的重要含义，通常用在形容病人和治疗师的关系中。因此，在我的新书《直视骄阳：征服死亡恐惧》中，我选择使用一个新的词——"觉醒体验"[3]。

如前面的案例所显示的，焦虑从来都不只有一个来源。成熟的治疗师必须能够辨识并且处理不同来源的绝望。用《直视骄阳：征服死亡恐惧》中一段话说，就是：

> 给我们带来很多痛苦的焦虑不仅仅有生理和遗传的层面（生理—药理模型），也来自于我们和受到压抑的本我力量之间的斗争（弗洛伊德的模型），来自内化的重要客体（客体关系模型），来自扭曲的认知方式（认知行为模型），来自被埋藏的创伤记忆的碎片（创伤—发展模型），来自与职业发展和重要关系相关的生活危机，同时也来源于对我们的存在的面对[4]。

如果我们熟悉所有这些焦虑的来源，我们就会在治疗中发现更多的可能路径，更多的理解病人的角度，以及更多提供帮助的方式。

接受神经科学的发展

许多治疗师都没有生命科学的背景，而神经科学那令人瞠目的新发展经常会让治疗师感觉受到了威胁。我应该试图说服你：这种威胁是毫无基础的。但我并不打算对当代神经科学对精神疾病研究的复杂现状做一次全面的技术性分析。我也不认为在几十年前接受过科学培训的我，能够承担起这个任务。但是，我有足够的知识用以讨论为什么现代神经科学研究和心理治疗有着直接关系。

通常，治疗师困扰于一个古老的问题，心理疾病是由先天决定的还是由环境决定的？换句话说，心理疾病是在基因中就已经预先决定了的还是由心理社会因素造成的？神经科学的发展太过迅猛和复杂，让许多非科学家人士无法完全理解其内容，也让许多治疗师感到不安。发现成百上千的基因和心理疾病（譬如精神分裂症、抑郁、焦虑、双相障碍、反社会人格障碍、物质成瘾，并且每周都有其他新的进展）相关，这是否意味着关注的焦点应该从环境转向先天？这种转移是否会终结心理治疗这个行业？这种恐惧因为下面的观点而被强化：人们（并非错误地）普遍认为心理治疗针对的是有心理基础的障碍，而药物针对的是以生理为基础的障碍。

但是实际上，新的科学发现让先天决定还是环境决定这个问题不再成为问题。当前认知科学对这个问题的回答是：两者共同影响心理疾病。而且这不再是一个模糊的、没有依据的推测。相反，这个回答有着坚实的科学证据。基因只是心理疾病发展的部分原因。

有着相同基因结构的同卵双胞胎是否会发展出同样的心理障碍？答案是肯定的，虽然很多同卵双胞胎都有相同的心理障碍，但并不是全部！如果双胞胎中的一个患有精神分裂症，那么另一个患上同样障碍的可能性是50%。为什么不是100%呢？为什么基因在另外50%的个体中不起作用了呢？

这个问题的答案要在迅速发展的表观遗传学（epigenetics）中寻找。在我写到这里的时候，"表观遗传学"这个词在谷歌搜索里有超过400万的点击量，而且每天都在增长。"epigenetic"这个词指的是"超越基因"（beyond genetics），它指出了存在很多无须改变 DNA 序列（即无须改变基因的生物化学结构）就能够改变基因活动的因素。表观遗传学所关注的问题可以从其常用词汇中略显一二："打开和关闭基因"、"基因包装"。换句话说，基因的分子结构固然重要，可是那些影响基因表达的因素同样重要，比如生物化学环境以及所有影响环境的因素。

让我们回到对同卵双生子的研究上。那些有着不同的生活方式、没有一起长大的同卵双生子和在一起抚养的同卵双生子在心理、生理和生物化学上都有差别。研究显示，MAO 基因的变体和反社会人格相关，但反社会人格只在携带 MAO 基因并且童年受过创伤性虐待的个体身上才会发展。

这些研究对于心理治疗究竟有什么意义呢？现在我们可以说是环境影响了我们的生物化学，控制了基因活动的开启和关闭。基因的表达受到了个体发展期间外界环境事件的很大影响，譬如父母如何抚养子女、心理和生理创伤、慢性应激、丧失、哀悼和早期依恋关系等。母鼠更多地帮幼鼠舔毛和梳理，会让幼鼠在其生命中更少地受到压力的影响，并且从压力中恢复得更快。同样地，遭受过童年性虐待的女性在面对生活中的压力时，会分泌更多的应激激素。

更重要的是，对压力的神经和内分泌反应在整个生命周期中都会受到当前经验的影响。而当前经验的一种就是心理治疗（认知行为疗法以及本书中讨论的动力学心理治疗）。

心理治疗影响新陈代谢和通往特定脑区的血液流动[5]。而且，学习能够改变神经元之间的连接（包括突触的数量和连接类型），这个过程被称为学习引发的神经可塑性，也是心理治疗的可能影响之一。

虽然神经科学的临床实践仍然处于发展初期，但对于大脑功能和大脑可塑性的新研究为治疗师和某些病人提供了新的、有用的框架。例如，一位治疗师描述了和一位情感淡漠、人际疏离的工程师进行的治疗。这位工程师因为其和情感的严重疏离，很难和治疗师建立关系。病人在治疗中的突破开始于治疗师给他演示大脑的模型，并且为他解释一些重要的神经生理现象，譬如大脑两半球之间的神经联结和大脑不同部分在进化上的先后顺序。尤其让这位病人感兴趣的是治疗师解释了如下现象：情感冷漠的父母无意中会影响儿童的大脑发展，导致左右半球更加分离，而让儿童无法了解自己的情感。病人对这个解释的反应是前所未有的激动："这真是太棒了！在这之前，我对汽车引擎的了解要比对自己大脑的了解多得多！"[6]

有些治疗师会向病人解释内隐记忆（无意识的记忆）和外显记忆的差别，并在白板上描绘创伤能够如何以闪回和身体记忆的方式激发储存的无意识记忆。

同样，治疗师需要了解并且告诉病人，在记忆和情感之间存在着重要的联结。如果记忆和强烈的情感相连，那么记忆会更清晰而且得到更多层面的编码（在储存之前）。我们谁不记得自己在听说"9·11"事件的那天或者肯尼迪遇刺那天的细节呢？神经科学把这个现象称为"镁光灯记忆"。这也是为什么创伤记忆有如此长久的影响，而且如此难以消除。同样，这也是为什么治疗带来的"学习"如果伴随着情感（譬如在包含积极关怀的治疗关系中被引发的情感），会更有力量和意义。这支持了我在几十年前就提出的观点：有效的治疗是情感唤起和情感分析的交替工作[7]。

丹尼尔·西格（Daniel Siegel）是整合了神经生物学和心理治疗的领军人物，他用生动的语言和大脑模型给病人和治疗师讲解大脑的功能。例如，他谈到，"恣意的杏仁核、自我调节的新皮层、英勇的整合性前额叶以及镜像神经元，拥有让我们能够关注并且感知他人情绪和动机的奇妙功能"[8]。

了解神经生物学，同时保持我们的视角

我们必须记住过程和内容之间是有差异的。一次治疗会谈的内容可能是治疗师使用神经生物学的语言和大脑解剖图向某些病人提供解释。但是解释本身很少有治疗功效。不要犯早期精神分析曾经犯的错误，即认为解释和洞见是唯一的有效因素。具体内容永远不是治愈因素，不要忘记很多古老的传统都有治疗效果！任何有说服力的解释（符合病人的个人－文化－历史背景）是通过让人理解过去无法让人理解的情绪才起到治疗效果的。给情绪命名并且理解情绪能够让人获得一定的控制感，尤其是当他们符合病人的教育水平、文化和智力发展背景时。

这种新的神经科学的解释系统只是多种解释系统中的一种。其真正起作用的部分是过程，是治疗关系的性质。为一位病人提供解释传递了一个和治疗关系相关的信息：治疗师关心病人，试图提供帮助，愿意理解病人，愿意寻找合适的语言和方式来获得病人的理解和参与。心理治疗的这个部分提供了治疗师和病人共同参与一个重要并且有意思的任务的体验，而治疗真正起作用的部分——治疗关系，在这个过程中获得了强化。

显然，神经科学的解释对病人和治疗师都有帮助。病人可能

会感到新的希望，因为不是自己疯了或者是性格有问题，而是大脑神经元的连接有问题。他们可能会感到有人理解问题之所在。如果问题能够被命名，那么病人的控制感会得到提升。神经科学的一个新概念是大脑可塑性。支持大脑可以改变的证据让许多病人感到解脱并让他们觉得更有力量。神经科学的研究显示，大脑的神经元连接可以影响我们如何思考和感受，反过来，我们的经验也可以影响大脑的神经元连接。

神经科学的进展也让治疗师感到更有力量。他们因为自己的工作有"硬科学"的支持而感到安心。因为许多治疗师过去在比较自己的治疗工作和有生理化学数据支持的药物治疗时，感到自己的工作过于"软科学"和不清晰。而且，可能让动力学治疗师感兴趣的是神经科学的证据显示，认知、情绪和行为可以在我们意识到意愿驱动之前就出现。例如，脑电图研究显示，在我们意识到我们想要手动起来之前，行动神经元区域就已存在有组织的放电了。换句话说，无意识这个概念不再模糊不清，不再只是我们的想象。这些研究意义重大，因为自信、掌控感和意识到自己的工作建立在有实证支持的现实上所带来的安定感，最终都会对治疗产生积极的影响。

"共情：从病人的角度看待问题"（在神经科学的帮助下）

大脑研究真能够帮助共情吗？神经科学研究令人信服地显示，许多精神分裂症患者不能筛除或者减弱无关紧要的刺激，譬如交通噪音、周围的谈话声或者房门的关闭（术语叫作"感知闭合欠缺"）。几个月前，我参加了一个讲座。一位神经科学家放了一段录音，模仿的是精神分裂症患者的听觉体验。类似的体验其实在病人真正发病之前就存在[9]。录音里那些刺耳的碰撞、撞击、刮挠声给我留下了深刻的印象。当我再看到被诊断为精神分裂症的病人的时候，我对他们的感受有了新的变化，我可以更好地感知他们的内心世界。类似的效果可以由艺术作品表达出来。譬如达利曾经想象一位有妄想的人如何看待另一个人，他的画上呈现了异常突出的耳朵、眼睛和手[10]。

当治疗师和患有孤独症之阿斯伯格症的病人、或者社交不成熟或有分裂性人格的病人工作时，神经科学也可以帮助我们更好地了解他们。治疗师如果知道病人的大脑里缺乏允许他们处理社交情感信息（譬如面部表情）的神经回路，就能够对病人发展出真正的共情。阿斯伯格症患者或许能够采用另外的方式建立另外的神经回路，譬如刻苦地学习相关信息（例如，嘴角向下撇意味着痛苦）。和这种病人工作需要时间，需要长程治疗而不是短程治疗。

"别把解释看得太重"补遗

在"59. 别把解释看得太重"，我敦促治疗师不要过度关注于寻找解释和真相。最近，和克里斯汀（她是我的病人，也是一位治疗师）的治疗再次显示了这一点的重要性。克里斯汀因为癌症而寻求帮助。她刚完成了化疗,处于不知道治疗是否成功的等待阶段。她告诉我,她现在更关注生活的此刻,拒绝推延生命、做长程计划或者完成对自己没有直接意义的社交责任。她的视觉体验也发生了变化:现在她关注和体验到缤纷的色彩——湛蓝、蔚蓝、深红、品红——比以往任何时候都要生动。她仍然继续提供心理治疗服务,她注意到自己在治疗工作中有几个显著的变化。她能和病人以更真诚的方式建立关系。她认为,也许这是因为她更诚实并且有更多的自我暴露:她必须要谈到癌症,她的掉发和体重的减轻让她无法隐瞒。而且,她在帮助病人上更自信了,她变得更有智慧,她学会了如何更敏锐地生活,她感到有责任去分享她学到的这些。

更让人惊叹的是她愿意容忍不确定性,不仅仅是她自己生活中的不确定性,也包括在治疗过程中的不确定性。她不再需要迫切地寻找解释,寻找联结,将事实巧妙地联系起来并进行总结。用她的话说,她能够容忍不确定性,这使她从做解释的任务里解脱了出来,更真诚地和病人在一起。里尔克给一位年轻诗人提供的建议用在这里恰到好处:"耐心对待所有尚未解决的事情,努力去爱问题本身"。

不要关注于"悔恨"

在"46.帮助病人承担责任",我讨论了懊悔,但是太过简短。当把注意力放在过去时,许多病人都充满悔恨,无论是因为做过的还是没能做过的事情,那些没有走的路,失去的机会,在生命里没能对自己抱有更高的期望，而（和潜能相比）只满足于停留在较低的位置。显然，过去不能够改变，但将来永远存在。在这种时候，我经常会使用尼采的一个重要的思想实验，即永恒轮回（永恒轮回在我的两部小说里占据了重要的部分，它们是《当尼采哭泣》和《叔本华的治疗》）。有些时候，我只是单纯描述这个观点，也有些时候，我会大声读出尼采的原话。尼采的语言非常有力，振聋发聩。读者可以试着大声念出下面这段话＊：

> 假如恶魔在某一天或某个夜晚闯入你最难耐的孤寂中，并对你说："你现在和过去的生活，就是你今后的生活。它将周而复始，不断重复，绝无新意，你生活中的每种痛苦、欢乐、思想、叹息，以及一切大大小小、无可言说的事情皆会在你身上重现，会以同样的顺序降临，同样会出现此刻树丛中的蜘蛛和月光，同样会出现现在这样的时刻和我这样的恶魔。存在的永恒沙漏将不停地转动，你在沙漏中，只不过是一粒尘土罢了！"你听了这恶魔的话，是否会瘫倒在地呢？你是否会咬牙切齿，诅咒这个口出狂言的恶魔呢？而如果你如此回答恶魔"你是神明，我从未听见过比这更神圣的话呢"，你是否会体验到一个无与伦比的时刻呢？倘若你真心这样想，你就会被改变，或者被辗得粉碎[11]。

＊ 部分采用了中央编译出版社2012年黄明嘉版的《快乐的知识》译文，在此表示感谢。

我的观点是，这段话有很大的治疗作用，尤其是这个思想实验的最后一点：如果你诅咒恶魔，如果你憎恨重复你现有的生活（是你选择了现有的生活）的这个想法，那么你并没有在生活，而你的生命只有一次。这个认知是改变的必要条件。我通常都会说下面这段有很好的治疗效果的话："我理解你为什么要转向过去，转向你经历的那些痛苦的悔恨，但是让我把你的注意转向未来。想象如果我们在未来一年或者两年后相遇，我问你'你又积累了哪些新的悔恨呢。'你会说什么？你会怎么反应？我相信，我们现在的任务是帮助你设想没有悔恨的生活。"

激发好奇心

我们如何评估病人是否会从高强度治疗中获益呢？通常，治疗师使用的评估工具是洞见，试图评估病人是否有能力产生洞见。我认为，一个更有用的办法是回答下面这个问题：我们如何才能增强病人对自己的好奇心？

在350多年前，斯宾诺莎考虑过我们治疗师现在每天面对的问题。为什么我们会做违反自身利益的事情？为什么我们成了激情的俘虏？我们如何才能把自己从激情中解放出来，按照理性、和谐与道德的原则去生活？斯宾诺莎的最终结论对今天的心理治疗很有启发。他的结论是理性绝不是激情的对手。情感只能被另一种更强烈的情感所征服。洞见只有在充满了情感的时候才会对我们有用。正如我在前面一节指出的，当前神经科学的证据也支持这一观点。

在我的临床工作中，我对这一点给予了极大的重视，尽我所能地把理性转换为激情：对理解的激情，对锤炼理性的激情。我试图激发病人的好奇心。我用自己的好奇心作为榜样，譬如我会说下面的话："真是太有意思了"；"这真是一个难题，让我们一起搞清楚"；"玛丽，你不觉得我们避免做决定很有意思吗？很显然，你想要终结和吉姆的关系，但是你想要他，而不是你自己，来做这个决定。为什么这一点如此重要呢？这肯定对你来说意味着什么。让我们一起试着理解这一点。"

有些时候，我会指出病人不愿意检视自己。"你在很多方面都是一个很有意思的人。不过，有些时候我觉得我对你的好奇心要大于你对自己的好奇心，你怎么理解这一点呢？有什么原因吗？是否在过去某个时刻你关闭了对自己的好奇心呢？"

有些时候，我会使用"51. 促成决定——其他方法"中描绘的一个技术，我会让病人做自己问题的顾问。譬如，我有一个非常成功的、聪明的病人，他因为和妻子的性关系而非常沮丧，我对他说：

> "我想向你咨询一个最近遇到的问题。我有一个非常聪明、大胆的病人，他非常享受几乎每一个冒险，除了性的领域。他有足够强的性驱力，他非常爱妻子，对妻子也有欲望，他妻子的性驱力没有他的强。但是他却不能在性方面采取主动，因为他憎恨乞求。另一方面，

他不知道妻子会欢迎还是拒绝他的主动。他付给我很多钱，让我帮助他，但是他拒绝我的建议，拒绝和妻子讨论这个问题。这真是一个谜题！你来帮助我理解这个人好吗？"

有技巧地采用这个办法，小心地选择合适的切入点。在这个例子里，病人可以欣赏我的话里提出的矛盾之处，他微笑并点头，因为他理解这是他开始在治疗中真正参与工作的时刻。

对"谈论死亡"的补充

我的新书《直视骄阳：征服死亡恐惧》其实是在第41～43节内容的基础上扩充而成的。请感兴趣的读者阅读这本新书。在这里，我只介绍几个要点。

我在新书中采用了"恐惧"这个词而不是"焦虑"，原因是我想要表明对死亡的焦虑是无所不在的，是人性的一部分，渗入我们存在。对死亡的恐惧在内心世界中起的作用远远超过我们通常认为的，而且这种恐惧是无法消除的。但是治疗师可以帮助那些对死亡过于执着和恐惧的病人。正如我在"42.死亡及其对生的促进"里谈到的，我们可以让对死亡的恐惧成为觉醒体验，以不同的方式促进个体成长[12]。在这里，我将介绍几个可以帮助我们缓解对死亡的恐惧的重要概念。

两个永恒黑暗

超过两千年的西方文明孕育了一些重要的观点，治疗师可以帮助缓解死亡恐惧。伊壁鸠鲁（Epicurus，公元前341—270）是心理治疗的伟大先行者，他提出了一系列令人信服且实用的观点。让我们来看看他提出的两个对称的永恒黑暗的观点：我们在生前和死后所处的状态是相同的。在他之后，很多人都赞同这个观点，其中，俄国小说家纳博科夫的阐述最为美妙，他在《说吧，记忆》（*Speak Memory*）里曾经写下这样一句话："生命是两个永恒黑暗之间的短暂火花"。这两个永恒黑暗是完全相同的，但奇怪的是，我们和它们的关系却完全不同：死后的黑暗让我们恐惧和战栗，我们给它极大的关注，而生前的黑暗显得更温和，甚至让我们感到舒适，我们对它很少有关注。

从未真正活过的生命

当我和有死亡恐惧的病人一起工作时，我通常会在治疗早期提出下面的问题："你能确切地告诉我，你最害怕死亡的什么吗？"这个问题可能听起来有些莫名其妙，因此很多时候我会以下面这句话为铺垫："我知道我要提的这个问题可能有点奇怪，但是请容许我把问题提出来。"病人给出的答案差别很大，经常能够把治疗带向新的方向。有一个病人说："所有那些我还没能做的事情。[13]"对她这个答案的深入探究指向了另一个对治疗师大有用处的观点：对死亡的恐惧程度和自我实现的程度之间存在着相关。一个人越觉得自己没有真正活过，就越惧怕死亡。因此，治疗师缓解死亡恐惧的方法，就是帮助病人自我实现。如尼采所说的，"成为你自己"。我鼓励治疗师把这个观点融入治疗中。

涟漪效应

我们施加的作用力可能会影响人长达数年甚至数代，这就是"涟漪"。我们可能是无意而为，但是在生命中会留下印记，我们传递给他人的智慧、高尚的行为、教导或者安慰，就像抛向池塘里的小石头，会产生涟漪效应，延伸到肉眼看不到却仍然存在的影响。即使在没有意识到的情况下，我们也会产生影响的这个观点，是对那些宣称生命没有意义、惧怕死亡和有限生命的人的一个强有力的回应。我当然并不认为个体能够长久存在。不管我们再怎么期望，变化才是永恒的。治疗师以及任何一个在助人行业中的个体都经常意识到，通过帮助病人改变和成长，他们也在以连锁反应的方式影响更广泛的人群：病人的孩子、配偶、学生和朋友。那些有幸在数年之后遇到以前病人的孩子或者朋友的治疗师，会直接体验到从事这个行业带来的满足感。

涟漪效应对我现在写作《给心理治疗师的礼物》有着很私人的意义。我的愿望是能够向他人传递一些有价值的东西，这是在退休多年之后推动我敲键盘写作的动力。

对"共情：从病人的视角看世界"的补充：关于自我暴露和错误记忆的临床故事

在见南希之前，我有15分钟的休息时间，她是我那天的最后一位病人。我借机查了一下电话留言，发现一条来自旧金山电台节目制作人的信息："亚隆教授，我们希望你不要介意，我们已经决定改变明天早上节目的模式。我们又邀请了一位精神病学家，想和您做一个三方访谈，而不是二人访谈。明天早上八点半见。我认为您对此应该没有意见。"

没有意见？完全相反，我想得越多，我的意见越大。我同意在电台接受采访，是为了宣传我的新书《给心理治疗师的礼物》。虽然我以前接受过很多次采访，但我对这次尤为在意。采访我的记者很有经验，同时要求也非常高。这次采访长达一个小时，听众很多。而且，这是在我居住地进行的采访，有很多朋友、同事和病人都会是听众。这则留言成功地激发了我的焦虑。我不知道他们请的是哪位精神科医生，但是为了让访谈更有意思，毫无疑问，他们会请一位和我持不同观点的人。我反复想着这事，不管是我，还是我的书，都完全不需要在成百上千听众前搞这么一出火药味十足的访谈。我给制作人回电，但是没有人接听。这并不是见病人的合适状态，但是表指向了六点，我把南希带入办公室。

南希是一位五十岁的护理学校教授，她第一次来见我是二十年前，在她的姐姐因为脑部恶性肿瘤去世之后。我记得她在治疗中的开场白："我只需要八次治疗。不多不少。我想在治疗中谈的是我失去了生命中最亲近、最爱的人。我想要搞清楚失去了她我的生活该怎么继续。"

很快，八次治疗就结束了。南希在每次治疗的时候都准备好想要谈的内容：对姐姐的重要记忆，她们的三次争吵（其中一次争吵的后果是三年无沟通的冰冻期，直到她们一起去参加母亲的葬礼才结束），她姐姐对她几位男朋友的不赞许，她对姐姐的深深的爱，她从来没有公开表达过的爱（她们的家庭有很多秘密和沉默。情感，尤其是积极的情感，很少得到表达）。南希很聪明，在治疗中总是采取主动，很努力地参与治疗，似乎不想要也不需要我的反馈。在十次治疗之后，她对我表示感谢，并满意地结束了治疗。可我并不完全满意，我对治疗有更大的野心，我已经发现了几个地方，尤其是在亲密关系领域，我们可以做更多的工作。

在之后的二十年里，南希曾经找我做过两次短程治疗。和第一次一样，她非常高效地利用治疗时间。几个月之前，她再次给我打电话，要求开始一段稍长时间的治疗，大概六个月，中心问题和她的婚姻有关。他和她的丈夫阿诺德的关系越来越远，很多年来，他们都分房而睡。

我们每周见一次，几个月后，她和丈夫还有她已成年的子女之间的关系有了很大改善，我提出结束治疗的可能。她同意我们很快可以结束治疗，但是要求再多见我几次，以便处理一个刚出现的问题：舞台焦虑。她对即将给一群有很高地位的听众上公开课感到非常焦虑。

现在是六点钟。我和南希刚一坐下来，她就立刻开始描述她对公开课的焦虑。我喜欢她这样做，她成功地把我的注意力从那个可恶的电台访谈上转移开来。她谈到了失眠、对失败的恐惧、对自己声音的厌恶、对自己外表的不满。我完全知道自己该说什么，并且沿着熟悉的治疗道路开始工作：我提醒她，她对课程内容的高度掌握、她对课程的了解超过观众中的任何一个。虽然我因为自己的焦虑而有些分神，我却能够提醒她，她一直是一个出色的老师。当我打算指出她的自我批评（对声音和外表）非理性时，我突然感到浑身不自在。

我是多么虚伪啊？我对治疗的口头禅不一直是"关系治愈了人"？我在自己的写作和教学中，不一直在强调真诚吗？我不是一直宣称坚实的、真诚的、你—我关系才是成功治疗的核心要素吗？可我现在在做什么，我充满了对电台访谈的焦虑，并把这份焦虑隐藏到充满同情心的治疗师面具之后。我的病人和我面对着几乎完全一样的担忧。而且这是一个想要在亲密关系上进行工作的病人！不，这不可能，我不能再这样虚伪地工作下去了。

我深吸了一口气，开始坦白。我告诉南希，在她到我办公室前我收到的留言，告诉她我所处的困局、我的焦虑和愤怒。她仔细听着，然后很关心地问我："那你打算怎么做呢？""我在考虑拒绝上这个节目，如果他们坚持这个变动的话。"

"听起来很合理。"她说，"你同意参加的是另一种模式的节目，电台没有权利在没有你同意的情况下做出改变。我要是你也会非常不高兴。你拒绝上节目的话会有什么不良后果吗？"

"我想不到会有什么不好的后果。也许我写下一本书的时候不会受邀参加节目，但是我都不知道我会不会再写一本书。"

"所以，拒绝上节目没有任何不良后果，但是如果你同意的话，会有很多不良后果。"

"看起来是这样的。谢谢你，南希，你帮了我的忙！"

我们沉默了一会儿，然后我开口了："在我们继续谈你的舞台焦虑之前，让我先问你一件事：你对我们刚才的谈话有什么感受？这可不像我们通常的会谈方式。"

"我喜欢你刚才的做法。这对我来说很重要。"她回答说。她停了一下整理想法，然后继续说道，"我对此有很多感受。我很荣幸你和我分享了你的经历。你的焦虑也让我更能接纳自己的焦虑。而且你的开放是有传染性的。我的意思是，你给了我勇气让我能够告诉你一件我之前不认为自己能够告诉你的事情。"

"很好，什么事呢？"

南希看起来有些不安，她深吸了一口气才开口："事情是这样的……"

我坐在椅子上，身体向前微倾，期待地等着，就像是在戏剧开始前等待帷幕拉起。一个即将开始的好故事给我带来的那种充满期待的快乐是无可比拟的。我对电台访谈的焦虑和烦躁早就消失在九霄云外了。

"你刚提到你的书《给心理治疗师的礼物》，给了我机会告诉你这件事。几周前，我一口气把整本书读完了，读到凌晨三点。"她停了下来……

"然后呢？"我追问着，不知羞耻地期待着对我的书的赞扬。

"我很喜欢这本书，只是……只是我有点好奇，因为你用了我的两条河的故事，"她迅速看了一眼她的小记事本，"在第6节里，共情：从病人的视角看世界。"

"你的两条河的故事？南希，那是另一个人的故事，一个已经去世了很多年的女人的故事。我在书里描述过她。很多年来，我在治疗和教学里无数次地采用过这个故事。"

"不是的，这是我的故事。在我们二十年前第一次治疗的时候，我告诉了你这个故事。"

我摇了摇头。我知道这是邦妮的故事，这是一位二十年前和我一起工作过的患乳腺癌的病人。我现在脑子里还可以回想起她告诉我这个故事时的样子，我可以看到她在怀念父亲时那孺慕的眼神，我可以看到她头上戴的紫色头巾，因为她在化疗时严重掉发。

"南希，我就是现在还能够回想起这个病人告诉我这个故事时的情景，我可以……"

"不，这是我的故事。"南希很肯定地说，"而且，这件事不是发生在我父亲和我之间，而是我父亲和姑姑之间的故事。它也没有发生在去上大学的路上，而是在我父亲和姑姑到法国度假期间。"

我坐在那里，完全震惊了。南希是一个说话谨慎、精确的人。她话语中的确定性引起了我的注意。我在记忆里试图寻找事实真相。这是一个困局：南希很确定是她告诉我这个故事的。而我自己很肯定是从邦妮那里听到的。但是我知道自己必须对不同的可能性保持开放态度。我想起尼采的一句名言，并用它来提醒自己："记忆说，是我做的。骄傲说，我不可能做过这事。最后记忆认输了。"

　　在我和南希继续交谈的时候，我突然有了一个令人震惊的新想法。天啊，不会是有两个故事吧！是的，肯定是这样的！第一个故事是邦妮关于她父亲的故事，她对和解的期望，她和父亲不愉快的共同旅行（去她的大学）。第二个故事是南希的两条河的故事，发生在她的父亲和姑姑之间。我一下子意识到了到底发生了什么：我自己需要结构、需要好故事的记忆把两个故事糅成了一个故事。

　　体验到记忆的脆弱性总会带来震惊。我见过很多病人，当他们知道他们的过去并不如他们所想象时，他们的世界坍塌了。我记得一个病人的妻子在两人离婚时告诉他，在他们三年的婚姻中，她心里一直想着另一个男人，她过去的恋人。他几乎崩溃了，所有共同的记忆都成了空想，那些甜蜜的记忆、浪漫的日出、烛光晚餐、在希腊小岛的海滩上漫步，都不再真实。他妻子从来没有真正在他身边过。她总是在想念另一个人。他不止一次告诉我，丧失过去这些记忆给他带来的痛苦要大于离婚的痛苦。我在那时并不能完全理解他，但是现在，和南希坐在一起，我突然能够完全理解他，理解为什么当过去的记忆坍塌时，他会那么难过。

难道过去不是一个非幻想的实体，那些不可遗忘的往事永远被篆刻上记忆的石碑上，永不磨灭？我曾多么相信这个观点啊。但是现在，我懂得了记忆的脆弱。我再也不会怀疑虚假记忆的真实性了！更让人难辨真假的是我虚构这段记忆的方式，我甚至能够看到邦妮脸上孺慕的表情，这让我很难区分那是虚假记忆，还是真实的存在。

我对南希坦白了所有这些，并且向她道歉，未经她允许，我就把两条河的故事用在书里。南希并不在意这一点。她自己写过科幻小说，她很知道有些时候记忆和幻想多么难以界定。她立刻接受了我的道歉。她告诉我，她很喜欢自己的故事被用在书中。她对这个故事能够帮助读者和我的学生感到很自豪。

她能接受我的道歉，这让我感到很开心。我告诉她，几个小时前我和一位丹麦心理学家的对话。他在为一家丹麦心理学期刊写一篇关于我的作品的文章。他问我，我和病人的关系如此亲近，是否会让结束治疗变得更加困难。我看着南希，"既然我们也很快就要结束治疗了，南希，让我问你这个问题。我们之间的关系是否让结束治疗更加困难？"

她在回答之前想了很长一段时间："我同意。你的确让我感觉很亲近，可能比我生活中任何其他人都更亲近。但用你的话说，治疗是生活的彩排。这话你说了无数次——附带说一句，我觉得有些使用过度了。不过你的这句话让我能保持自己的视角，我认为我能够很快结束治疗，并且把在这里的很多收获放在心里。从我们上次治疗的第一天起，你就一直在谈我的丈夫。你一直在关注治疗关系，不过几乎每一个治疗小时，你都会谈到我和阿诺德之间的关系。"

南希在这个小时的最后，告诉了我一个可爱的梦（还记得之前提到过，南希和阿诺德分房而睡吗）。

> 我坐在阿诺德的床上。他在房间里，看着我。我并不在意他也在房间里。我在忙着把脸上的化妆面具摘下来，在他面前把这层面具揭下来。

我们每个人（不管是男是女，在何时何地）心中的造梦者在创造梦的最终产品时都有很多局限。其中，最主要的是梦的最终产品几乎完全是视觉性的。因此，在对梦的工作里，一个很重要的挑战是把视觉形象转化为抽象的概念。还有什么比把面具揭下来能够更好地描述对配偶更加开放和信任呢？

现在，让我讨论一下这个故事中的几个要点：一个重要的事件是我袒露自身的焦虑，这个焦虑因为治疗之前的一件事情而被激发。为什么要和病人分享呢？首先，这是出于真诚的考虑。在我自己充满焦虑的时候，却在帮助她克服类似的焦虑，我感到自己很虚伪、不真诚。其次，出自治疗有效性的考虑。我相信，在我满脑子想的都是我个人问题的时候，我有效工作的能力会严重受到影响。最后，这是出自建立榜样的考虑。我几十年从事心理治疗的经验告诉我，这种自我暴露通常会催化病人的自我暴露，从而促进治疗。

在我进行自我暴露之后的几分钟里，我和南希有了一个角色转换，她为我进行了咨询。我对她表示感谢，并且通过指出我们刚刚的谈话方式很不寻常，和她探讨了我们之间的关系（用心理治疗师的话来说，我做了一个"过程检验"）。之前我曾指出，治疗应该是行动和反思交错的过程。她的回答非常有意思。首先，她因为我和她分享自己的问题而感到很荣幸，而且我把她看作平等的人，愿意接受她的反馈。其次，她觉得我的焦虑让她更能接受她的焦虑。最后，以我的自我暴露为榜样，她愿意做更多的自我暴露。研究表明，愿意在治疗中不遮掩自己的治疗师更能让病人袒露自己。

从我的治疗经验来看，南希对我的自我暴露的反应是很典型的。很多年来，我和很多在之前有过不满意治疗经验的病人工作过。他们抱怨最多的几乎总是治疗师显得距离太远、没有人情味、显得漠不关心。我相信，治疗师通过恰当的自我暴露，只会有得而不会有失。

但是治疗师应该做多少自我暴露？什么时候做？什么时候不要做？对这些问题的回答总是遵从同一个原则：什么对病人来说是最好的。我已经认识南希很长时间了，我的直觉强烈地告诉我，我的真诚能够促进她的治疗。什么时候做自我暴露也是一个重要的因素：在治疗中过早做自我暴露，尤其是当我们还没有建立很好的治疗关系时，通常会起反作用。和南希的这个治疗小时是非典型的。我通常不会告诉病人我私生活的烦恼。毕竟，治疗师的责任是帮助病人，而不是处理我们自己的内心冲突。如果我们面对的私人问题严重到影响了治疗，显然我们自己就应该寻求心理治疗了。

不过即便如此，很多时候，当我开始治疗时，我可能烦恼于一些私人问题，但是结束治疗的时候（治疗中没有一字提到我的个人问题），我感到好多了！我一直很好奇这是为什么。也许是因为我摆脱了自我沉湎的状态，或者通过助人获得了很大快乐，或者通过有效运用专业知识，我的自尊获得了提升，或者通过治疗获得了我们所有人都想要也需要的人际联系。这种提供治疗对治疗师自身有帮助的现象，从我的经验来看，在团体治疗中尤为突出。在一个成熟的、彼此关心的治疗团体中，病人彼此共享他们内心最深处的忧虑，能够产生一种治疗氛围，让我也有这个荣幸沉浸其中。

致谢

我很幸运，有两个以前的学生——索菲娅·维诺格拉多夫（Sophia Vinogradov）和戴维·施皮格尔（David Spiegel）——指导我写神经科学方面的知识。他们两位现在都是精神病学教授。还有其他提供帮助的朋友，我也在此一并致谢：贝尔尼·拜特曼

（Bernie Beitman）、丹尼·蔡特林（Denny Zeitlin）、埃林·埃尔凡特－雷（Erin Elfant-Rea）、里奇·西蒙（Rich Simon）、谢里尔·克劳特－伦纳德（Cheryl Krauter-Leonard）、露斯伦·乔塞尔森（Ruthellen Josselson）。当然，还要感谢永远在那里支持我的玛莉莲。

注释

1. Richard M. Glass, M.D., "Psychodynamic Psychotherapy and Research Evidence: Bambi Survives Godzilla?" *JAMA,* October 2008, vol. 300, no. 13, pp. 1587-1589.
2. Falk Leichsenring and Sven Rabung, "Effectiveness of Long-term Psychodynamic Psychotherapy: A Meta-analysis," *JAMA,* October 2008, vol. 300, no. 13, pp. 1551-1565.
3. Irvin D. Yalom, *Staring at the Sun* (San Francisco: Jossey-Bass, 2008), pp. 31-77.
4. Yalom, *Staring at the Sun,* pp. 200-201.
5. G. Viamontes and B. Beitman, "Brain Processes Informing Psychotherapy," *Textbook of Psychotherapeutic Treatments,* ed. Glen Gabbard (Washington, D.C.: American Psychiatric Publishing, Inc., 2008).
6. Bonnie Badenoch, "Applying the Wisdom of Neuroscience in Your Practice," *Psychotherapy Networker,* September/October 2008, vol. 32, no. 5).
7. Irvin D. Yalom, *The Theory and Practice of Group Psychotherapy,* 1st ed., (New York: Basic Books, 1970).
8. Mary Wylie, "Mindsight," *Psychotherapy Networker,* September/October 2004, vol. 28, no. 5).
9. Demian Rose, Grand Rounds, Stanford University, 2007.
10. The exhibition "Dalí: Painting and Film" shown at the New York Museum of Modern Art, summer 2008.
11. Friedrich Nietzsche, *The Gay Science,* trans. Walter Kaufmann (New York: Vintage Books, 1974).
12. Yalom, *Staring at the Sun,* pp. 31-77.
13. Yalom, *Staring at the Sun,* pp. 45-50.

对亚隆教授的采访

你在哪里长大?

在华盛顿特区,我父母开的一个卖酒和杂货的小店里。

你最早的记忆是什么?

太阳在水泥地上蒸腾起热气,甚至在每天很早离家的时候,这热气都会直接拍到脸上。晚上,这闷热常常会把我父母以及很多住在内城的家庭,驱赶到靠近坡多马可河边的一个公园里。我记得,我父亲每天早上5点带我到华盛顿特区东南边的露天早市上给小店进货。我记得街角一个叫西尔维亚的小电影院,我父母每周要把我"寄存"到那里三四次,因为那里比街上安全。因为同样的原因,在夏天,他们也会把我送到夏令营两个月。这些都是我童年的美好回忆。

我记得周日总是家庭聚会的时候。我父母与来美国前结交的亲戚朋友仍保持着密切联系。在每个周日都有野餐或者晚餐活动，然后就是打牌。女人玩扑克，男人玩皮纳克尔（一种纸牌游戏）。周日早上是放松的时候，通常我会和爸爸玩象棋，他总是边玩边跟着留声机大声唱意第绪语歌曲，这在我的记忆里留下了深刻印象。

你的父母和祖先来自什么地方？他们有没有什么有意思的故事？

我的父母来自俄罗斯和波兰边境上的犹太小镇。有些时候，他们说自己来自俄罗斯，有些时候是波兰。我爸爸开玩笑说，当他无法忍受另一个寒冷的俄罗斯冬天时，他就来自波兰。我爸爸来自塞尔茨镇，我妈妈来自普鲁西纳镇，两镇相距不过15公里。所有的镇都毁于纳粹之手。我的几个亲戚，包括我的姑姑和婶子以及叔婶的孩子，都死于集中营。我的祖父是个鞋匠，常到我外祖父的食品店买东西。我的父母在青春期的时候结识，1921年移民到美国后结了婚。他们到纽约的时候，身无分文，一生中绝大部分时间为糊口而劳碌。我的叔叔在华盛顿特区开了一家小店，他鼓励我的父母搬到美国来。他们先是开杂货店，然后又开始卖酒，店的规模一点一点变大，并且慢慢地有了更多的顾客。

你的父母都在杂货店工作吗？你对这个店的记忆是什么样的？

我的父母都以常人难及的方式努力工作，每周六天，从早8

点到晚10点。我在之前的一本书中描述过我的父亲：

> 他有一家很小的杂货店，坐落在华盛顿特区第五街和R街交叉处。我们住在楼上。有一天，一个顾客进来要买副工作用的手套，我父亲指了一下后门说，他得到后面储存室拿，几分钟后就回来。实际上没有什么储存室。后门直接通往街道，我父亲出门后用最快的速度跑到两个街区外的露天市场，花12美分买了副手套，跑回来，以15美分的价格把手套卖给了这个顾客。

你在哪里接受的教育？有没有什么校园生活趣事？

在乔治·华盛顿大学，我获得了一份300美元的全额奖学金。我住在家里，每天搭公车上学。大学生活没什么好谈的。我是个念书机器，只修医学必须的课程，花三年时间读完了大学。我生命中最大的遗憾之一就是错失了那么多电影和小说渲染过的美好的大学时光。为什么这么着急呢？我上大学的时候医学院非常难申请，入学率为5%。我在大学里拿全A，但是有十九所医学院拒绝了我的申请。我和四个好朋友都被乔治·华盛顿大学医学院录取了。我们五个人中的三个人一直到今天都保持着亲密的关系。有意思的是，我们三个人都只结过一次婚，而且婚姻都很稳定。我当时的紧迫感来自于我和玛莉莲的关系，我认识她时，她只有15岁，我想要把这段关系用婚姻的方式尽早确定下来，在她改变主意之前。

你接受过医学和精神病学的培训，同时在你的工作中，融入了很多哲学思想。你能告诉我们，你在哲学方面所接受的培训以及你最喜欢的哲学家是谁吗？

我在约翰·霍普金斯大学做住院医生的时候，并不喜欢当时既有的理论框架，即以生理为基础的精神病学以及精神分析理论。在我看来，这两者都忽略了真正让我们称为"人"的东西。然后，我读了罗洛·梅的《存在主义》（*Existence*），发现有第三条理解和治疗人的绝望的道路，这让我无比兴奋。我当时没有接受过正规的哲学培训，我开始自学。我选了一年的哲学基础课，用的是罗素的《西方哲学史》（*History of Western Philosophy*）。在斯坦福大学哲学系先是旁听，然后教授哲学。我自己进行了大量相关阅读。我最喜欢的哲学家都是直接面对人的问题的哲学家，包括尼采、叔本华、苏格拉底、柏拉图、伊壁鸠鲁、萨特、加缪和海德格尔。

你的妻子做什么工作？

玛莉莲先是做法语教授，然后她在斯坦福大学的女性研究中心担任主任。她也是文化史作家。她的作品包括《妻子的历史》（*A history of the Wife*）、《乳房的历史》（*A History of the Breast*）、《象棋皇后的诞生》（*Birth of the Chess Queen*）和她的新书《休憩地：美国400年墓地丧葬史》（*The American Resting Place: 400 Years of History Through Our Cemeteries and Burial Grounds*）。

你在成为医疗工作者之前都从事过哪些工作？

我的整个童年有很多时间是在我父母的店里工作。我也递发过《自由》杂志。在我家附近的超市，我去帮购物的人把购物袋送到汽车上。为了买一个显微镜，我花了一个夏天在一个药店里负责管理可乐机。我还花了一个夏天在农场工作，原因是报纸上的打印错误，农场（farm）被打成了优质（fine），不过我还是把这份工作接了下来。我有三年的时间每周六在邦德服装店销售鞋子和衣服。我还连续几年在美国国庆日期间摆过焰火摊。我做过几个夏天的夏令营辅导员和网球指导。在大学里，我辅导有机化学。当我进入医学院之后，我通过实验室工作、卖血和出售精液以及帮教授整理文献来获得额外收入。在获得医学学位之后，我曾经在监狱和精神病院做过咨询工作。

你可以推荐一些最新的小说吗？

我最近几年读过的最好的小说是大卫·米歇尔（David Mitchell）的《云图》（*Cloud Atlas*），这是一部经典之作。我还喜欢阅读下面几位作家的作品：村上春树、罗斯（Roth）和保罗·奥斯特（Paul Auster）。我最近重读了狄更斯的小说《我们共同的朋友》（*Our Mutual Friend*）和西格弗里德·伦茨（Siegfried Lenz）的小说《德语课》（*The German Lesson*），这两部都很经典！

能介绍一下你的写作习惯吗？

我每天早上7点开始，写到刚过中午，那是我开始见病人的时间。我从自己的梦里获得了很多素材。我在写作的时候注意力非常集中，在那个时段，写作是第一重要的事情。我每天骑车锻炼以及晚上泡热水澡时，会构思第二天的写作计划。

你怎么获得灵感呢？

我作品的灵感都是通过知性活动获得的，譬如阅读哲学书籍和小说，还有我的临床工作。很少有哪次治疗不能给我带来一些新的想法，并体现在我的作品里。这并不是说我从病人那里获得写作素材，而是在治疗中的讨论会激发我对人心理的思考。

你有哪些爱好？喜欢什么户外活动？

骑车、下棋、散步，当然还有阅读。我的妻子和我都喜欢在旧金山和帕洛阿尔托散步。我们也去看戏，和朋友聚会，和我们的四个孩子在一起。我们对四个孩子的职业都很喜欢：伊娃是个妇科医生；里德是个很有天赋的摄影师；维克多是心理学家，也从事商业；本在做戏剧指导。我们全家，包括所有的子辈和孙辈，每年都会一起度一次假，通常是在夏威夷。

你现在主要在忙什么呢？

我最新写了一本书是《直视骄阳：征服死亡恐惧》。在这本书之前，我完成了对《团体心理治疗——理论与实践》第五版的修订。有几年的时间，我一直想写本关于斯宾诺莎的小说，最近我才想到把这本小说写出来的可能方式。所以在接下来的几个月里，我会让自己沉浸在 17 世纪。这是一个很复杂的写作计划，其中的一个次要情节发生在第二次世界大战期间。我认为这个计划将占据我最后的写作生涯，如果我能够把它完成的话。